Jyoti Bedi
Kulbhushan Kumar Malhotra
Nandita Mehta

Efeito de um adjuvante nas propriedades do relaxante muscular

Jyoti Bedi
Kulbhushan Kumar Malhotra
Nandita Mehta

Efeito de um adjuvante nas propriedades do relaxante muscular

ScienciaScripts

Imprint

Cover image: www.ingimage.com

This book is a translation from the original published under ISBN 978-3-330-33078-8.

Publisher:
Sciencia Scripts
is a trademark of
Dodo Books Indian Ocean Ltd. and OmniScriptum S.R.L publishing group

120 High Road, East Finchley, London, N2 9ED, United Kingdom
Str. Armeneasca 28/1, office 1, Chisinau MD-2012, Republic of Moldova, Europe
Printed at: see last page
ISBN: 978-620-8-24346-3

Jyoti Bedi
Kulbhushan K Mahotra
Nandita Mehta

Departamento de Anestesiologia e Cuidados Intensivos
Acharya Shri Chander
Sidhra College of Medical Sciences and Hospital
, Jammu (J&K)

Resumo do conteúdo

Introdução

O curare, o primeiro medicamento conhecido para o bloqueio neuromuscular, foi originalmente utilizado pelos povos indígenas da América do Sul para a caça e a guerra tribal. A história da sua descoberta como um **"veneno de arqueiro"** sul-americano foi contada muitas vezes pelos primeiros exploradores do Novo Mundo. Peter Martyr d'Angera, um cronista da corte do rei Fernando e da rainha Isabel, escreveu pela primeira vez sobre flechas envenenadas no seu De Orbe Novo, uma coleção de cartas que data de 1516. As primeiras experiências do Abade Fontana com uma amostra do veneno de flecha de la Condamine mostraram que o curare não causava qualquer dano quando administrado por via oral ou tópica, mas que provocava a morte do animal assim que entrava na corrente sanguínea. A primeira utilização clínica do curare em seres humanos foi para aliviar espasmos musculares excruciantes em casos de tétano infecioso. O advento de fármacos que bloqueiam o sistema neuromuscular, como o curare, melhorou o relaxamento do músculo esquelético, e a primeira utilização para relaxamento cirúrgico foi em 1912 por Arthur Loewen.

[thth]Embora os venenos de seta sul-americanos conhecidos como "curares" tenham sido descritos por investigadores já no século XVI, o seu local de ação, o bloqueio neuromuscular, só foi identificado em meados do século XIX por Claude Bernard. A tubocurarina, o principal alcaloide dos curares, desempenhou um papel importante nas experiências destinadas a determinar o papel da acetilcolina na transmissão neuromuscular, mas só depois de 1943 é que os fármacos bloqueadores neuromusculares foram utilizados como relaxantes musculares na anestesia cirúrgica. A tubocurarina causou uma série de efeitos adversos e foram feitas muitas tentativas para a substituir. Os fármacos atualmente disponíveis podem ser divididos em duas categorias principais: agentes bloqueadores neuromusculares despolarizantes e agentes bloqueadores neuromusculares não despolarizantes. Os bloqueadores neuromusculares despolarizantes têm uma ação mista complexa e estão agora obsoletos, com exceção do suxametónio, cujo início rápido e curta duração de ação continuam a ser úteis para a intubação em condições que requerem uma intubação de sequência rápida. Os agentes bloqueadores neuromusculares não despolarizantes são antagonistas reversíveis dos receptores da acetilcolina. Os principais são o grupo do atracúrio, que tem um mecanismo de autodestruição incorporado, o que

o torna particularmente útil em casos de insuficiência renal ou hepática, e o grupo do vecurónio, que não tem efeitos secundários indesejáveis. Neste último grupo, o composto rocurónio reveste-se de particular interesse, uma vez que o seu rápido início de ação permite a sua utilização para a entubação e a sua duração de ação pode ser rapidamente interrompida graças a um novo antagonista, uma ciclodextrina específica que quelata o princípio ativo e o afasta assim dos receptores de acetilcolina **(Bowman WC, 2006)**.

Os agentes bloqueadores neuromusculares revolucionaram a prática anestésica, uma vez que, antes da introdução dos relaxantes musculares, a anestesia era iniciada e mantida com fármacos intravenosos ou inalados em concentrações elevadas. Os anestesistas que exerciam a sua atividade antes da introdução dos relaxantes musculares recordam a ansiedade associada à tentativa de entubação traqueal e o risco de laringoespasmo, depressão respiratória ou cardíaca associado aos anestésicos de inalação profunda. Após a introdução dos relaxantes musculares, a anestesia sofreu uma mudança concetual. A anestesia foi repensada como um tríptico composto por anestesia, analgesia e relaxamento muscular, com a utilização de fármacos específicos para cada um destes efeitos **(Raghavendra Thandla, 2002)**.

Os bloqueadores neuromusculares modernos têm um excelente perfil de toxicidade e o seu local de ação na junção neuromuscular é altamente específico. Embora a sobredosagem não resulte em manifestações tóxicas, o excesso de dose atrasa a restauração da integridade neuromuscular e aumenta a necessidade de ventilação prolongada e de antagonistas. Por conseguinte, é importante administrar apenas uma dose de relaxante muscular que crie condições ideais e adequadas para a intubação o mais rapidamente possível e para a qual o doente tenha uma função neuromuscular residual suficiente no final da operação para restaurar completamente a transmissão normal através da administração de um agente anticolinesterásico.

Os agentes bloqueadores neuromusculares não despolarizantes (NMBAs) são amplamente utilizados em anestesiologia e cuidados intensivos. O seu principal local de ação são os receptores nicotínicos de acetilcolina (nAChRs) pós-sinápticos na junção neuromuscular, mas os seus efeitos nos nAChRs neuronais ainda não são totalmente conhecidos. Além disso, os bloqueadores neuromusculares não despolarizantes causam determinados efeitos secundários que se devem provavelmente à sua interação com os nAChRs neuronais. A inibição do subtipo pré-sináptico a3v2 dos nAChRs, expresso nas terminações nervosas motoras, oferece uma possível explicação molecular para a fraqueza tetânica e quadricipital observada durante o bloqueio neuromuscular não despolarizante **(Jonsson Malin et al, 2006)**.

As duas principais indicações para a utilização de agentes bloqueadores neuromusculares são facilitar a intubação traqueal e relaxar os músculos durante as operações. O sucesso da utilização clínica dos curares levou ao desenvolvimento de outros relaxantes musculares. A succinilcolina, introduzida em 1952, revolucionou a prática anestésica. O seu rápido início de ação e a sua duração extremamente curta permitiram uma intubação endotraqueal rápida. Em 1967, Baird e Reid relataram pela primeira vez a utilização clínica do pancurónio aminesteróide sintético. Na década de 1980, o desenvolvimento de agentes bloqueadores neuromusculares de ação intermédia levou à introdução na prática clínica do vecurónio, um aminosteróide, e do atracúrio, um benzilisoquinolínio. O mivacúrio, o primeiro bloqueador neuromuscular não despolarizante de ação curta, foi introduzido na prática clínica nos anos 90, tal como o rocurónio, um bloqueador intermédio não despolarizante de ação rápida.

A monitorização neuromuscular tem sido utilizada há mais de 25 anos, não só para monitorizar a profundidade do relaxamento cirúrgico ou a recuperação após a administração de relaxantes neuromusculares, mas também para determinar as condições ideais para a intubação. Os primeiros estimuladores de nervos foram introduzidos na anestesiologia clínica para ajudar a diagnosticar a rara condição de apneia prolongada causada pelo suxametónio **(Donati Francois et al, 1986)**. Desde então, tem sido demonstrado que a monitorização neuromuscular cuidadosa tem outros benefícios e deve ser efectuada em todos os doentes que recebem relaxantes musculares. Esta recomendação baseia-se na variabilidade da resposta individual a diferentes relaxantes musculares. A resposta a estes relaxantes musculares deve ser avaliada em cada paciente devido à sua estreita janela terapêutica.

O bloqueio neuromuscular ocorre numa zona relativamente estreita de ocupação dos receptores. As experiências mostram que um bloqueio pronunciado ocorre apenas em 75 a 80% dos receptores ocupados, e a paralisia em 90 a 95% dos receptores ocupados. Estes valores variam de uma espécie para outra e de um músculo para outro dentro da mesma espécie. As necessidades de relaxamento são diferentes durante o início e a manutenção da paralisia, e a situação muda durante a recuperação.

Inicialmente, foram utilizados diferentes modelos, como a estimulação de momento único e a estimulação tetânica. Com a estimulação de momento único, é aplicado ao nervo motor um único impulso elétrico supramáximo com uma duração de 0,2 a 0,3 milissegundos. Atualmente, a estimulação monomodo é utilizada de forma limitada. A estimulação do nervo tetânico utiliza correntes de frequência relativamente elevada, da ordem dos 50 a 100 hertz (Hz). Em condições normais de transmissão neuromuscular, um estímulo de 50 hertz com uma duração de 5 segundos produz normalmente uma contração sustentada. Este estímulo só pode ser utilizado durante a anestesia, uma vez que a contração muscular provoca dor. Por conseguinte, na prática, a estimulação "Train-of-Four" não só fornece as mesmas informações que a estimulação individual e a estimulação tetânica, como também alarga os nossos conhecimentos, fornecendo muito mais informações.

A monitorização neuromuscular utilizando quatro estímulos é recomendada na prática clínica **(Ali HH et al., 1975)** porque, para além de testar a função neuromuscular, é altamente sensível, fornece informações mesmo na ausência de valores de referência, é reprodutível e fácil de utilizar e existem dados fiáveis que comprovam a sua relação com a função respiratória.

Foram observadas discrepâncias entre o grau de paralisia periférica e as condições de intubação após a administração de fármacos despolarizantes ou não despolarizantes, o que pode ser uma consequência da diferente resposta dos músculos respiratórios e periféricos aos bloqueadores neuromusculares em termos de início e intensidade da paralisia. A resposta aos bloqueadores neuromusculares difere de um músculo para outro, tanto em termos do início do efeito como da intensidade do bloqueio. Numerosos estudos evidenciaram diferenças entre o bloqueio neuromuscular dos músculos centrais, como a laringe e o diafragma, e o dos músculos periféricos **(Pansard Jean-Louis et al, 1987, Hemmerling Thomas M et al, 2003)**. A monitorização do bloqueio neuromuscular do diafragma por estimulação do nervo diafragmático não tem aplicação clínica. Por conseguinte, seria vantajoso dispor de um músculo mais acessível com tempos de início, de bloqueio máximo e de recuperação semelhantes. Seria lógico escolher um músculo clinicamente relevante como local de monitorização. No entanto, na prática, os músculos da laringe, os músculos abdominais e o diafragma não são clinicamente acessíveis. Por conseguinte, é preferível escolher um local de estimulação que seja confortável e acessível. No entanto, é importante estar ciente das possíveis diferenças entre a resposta monitorizada e a resposta de outro grupo importante e clinicamente relevante. Em princípio, qualquer nervo motor periférico localizado na superfície pode ser estimulado e o grupo muscular correspondente monitorizado. Na prática, o método mais comum de monitorização, tanto em termos clínicos como de investigação, é a estimulação quádrupla do nervo ulnar com observação e registo da força de contração do músculo adutor **(Stiffel P et al, 1980, Donati Francois et al, 1986)**.

O bloqueio neuromuscular na laringe e no diafragma é menos potente do que no músculo adutor, enquanto o início e o fim do bloqueio neuromuscular são mais rápidos. Tal como acontece com outros agentes bloqueadores neuromusculares não despolarizantes, os músculos adutores da laringe e do diafragma são mais resistentes à ação do rocurónio do que o músculo adutor do polegar **(Meistelman et al., 1992)**. A supressão completa da resposta a uma única contração do músculo adutor não confirma que os músculos da laringe e do diafragma também estejam paralisados. O músculo corrugador superior foi identificado como um músculo fácil de monitorizar, reflectindo a evolução ao longo do tempo do bloqueio neuromuscular da laringe e possivelmente do diafragma. É o mais adequado para monitorizar o início do bloqueio durante a intubação. Por outro lado, a recuperação da função neuromuscular na maioria dos músculos é melhor reflectida pelo músculo adutor **(Hemmerling Thomas M et al, 2003)**. Como não é prático mudar de local, realizámos o nosso estudo com o músculo adutor do polegar.

Espera-se que uma melhor compreensão e uma utilização mais alargada das técnicas de monitorização neuromuscular na fase perioperatória reduzam a morbilidade dos doentes e melhorem os padrões dos cuidados anestésicos.

O objetivo do presente estudo foi investigar as alterações das propriedades bloqueadoras neuromusculares do brometo de rocurónio após a adição de bicarbonato de sódio a 7,5%, através da monitorização neuromuscular no músculo adutor do polegar.

Revisão da literatura

A succinilcolina, um relaxante muscular despolarizante, foi utilizada pela primeira vez em anestesia por Otto van Dardel (1951). Devido aos efeitos secundários indesejáveis da succinilcolina, como dores musculares, hipertermia maligna, bradicardia, perturbações do ritmo cardíaco, aumento da pressão ocular, gástrica e cerebral e até paragem cardíaca, foram introduzidos vários relaxantes musculares não despolarizantes para facilitar a intubação endotraqueal.

Cantineau Jean Paul et al (1993) compararam os efeitos neuromusculares do rocurónio no diafragma humano e no músculo adutor do polegar durante um minuto de estimulação supramáxima dos nervos frénico e cricoide, respetivamente. O estudo de caso do nervo ulnar durante a anestesia com tiopental, fentanil e zakisoxigénio revelou que o tempo para o início do relaxamento muscular após 0,6 **mg/kg de** rocurónio era mais curto para o músculo adutor do polegar do que para o diafragma e que o diafragma era o músculo mais resistente.

Beaufort AM et al (1995) estudaram os efeitos da hipotermia (arrefecimento superficial; temperatura nasofaríngea < ou = 31 graus Celsius) sobre a duração da ação e a farmacocinética do brometo de rocurónio no homem. Dezanove doentes neurocirúrgicos foram divididos em grupos hipotérmicos e normotérmicos. Verificou-se que a hipotermia [30,4 +/- 0,8 graus Celsius (média +/-)] é superior à temperatura ambiente. SD)] prolonga a duração da ação do rocurónio,

A recuperação espontânea depende da temperatura e é retardada, uma vez que a farmacocinética alterada, como a redução da depuração, desempenha um papel importante.

Wierda JMKH et al (1995) realizaram um estudo para comparar a duração da ação e as condições de intubação após a administração dos bloqueadores neuromusculares não despolarizantes vecurónio, rocurónio e mivacúrio. Verificou-se que o rocurónio pode ser útil quando o intervalo entre a administração do relaxante muscular e a intubação traqueal tem de ser curto, enquanto o mivacúrio pode ser útil quando é necessária uma recuperação espontânea rápida.

Hunter JM (1996) investigou o efeito bloqueador neuromuscular do brometo de rocurónio, um relaxante muscular não despolarizante, e concluiu que era uma ferramenta útil para os clínicos. Com base na ED95 de 0,3 mg/kg, verificou-se que o rocurónio tem um início de ação mais rápido (1,5 a 2 minutos) do que outros aminesteróides, com uma duração de ação de 20 a 40 minutos. Administrado com quatro vezes a dose de ED95, produz condições de intubação muito semelhantes às da succinilcolina (1,0 mg/kg) e, por conseguinte, tem uma duração de ação prolongada, comparável à do pancurónio 0,1 mg/kg.

Borgeat A et al (1997) realizaram um estudo para determinar se os movimentos espontâneos do braço no qual o rocurónio é injetado poderiam estar relacionados com a dor sentida durante a administração do fármaco. Concluíram que a administração de rocurónio estava associada a uma dor intensa e ardente de curta duração, responsável pelos movimentos espontâneos do braço observados após a indução da anestesia.

Kussman Barry et al (1997) realizaram um ensaio clínico prospetivo, aleatório, duplamente cego e controlado para avaliar o efeito da administração pré-intravenosa de sulfato de magnésio, 60 mg/kg, sobre o efeito bloqueador neuromuscular do rocurónio (0.O estudo, realizado em 30 pacientes durante a anestesia com isoflurano, com o auxílio da função neuromuscular medida por eletromiografia, concluiu que a administração pré-intravenosa de sulfato de magnésio prolongou o bloqueio neuromuscular induzido pelo rocurónio, mas não acelerou o seu início.

Cheong KF et al (2000) investigaram o papel do pré-tratamento com lidocaína na dor induzida pela administração de rocurónio e concluíram que o rocurónio tinha um efeito irritante direto e que a lidocaína tinha um efeito dose-dependente no alívio da dor.

Dalgleish DJ (2000) efectuou um estudo sobre diferentes fármacos que causam dor quando administrados por via intravenosa e salientou a utilização de uma veia grande na fossa antecubital para minimizar o desconforto do doente.

Szmuk Peter et al. (2000) estudaram os efeitos da administração de efedrina e esmolol antes da injeção de rocurónio no tempo de início do bloqueio neuromuscular e concluíram que a administração de efedrina reduziu o tempo de início do rocurónio em 26%, um efeito que pode ser explicado por um aumento do débito cardíaco, pelo que os bloqueadores beta-adrenérgicos, que reduzem o débito cardíaco, deveriam prolongar o tempo de início do rocurónio. Verificou-se também que uma dose de esmolol de 0,5 mg/kg prolonga significativamente o tempo de inserção do rocurónio na presença de alterações hemodinâmicas mínimas.

Cheng Kuang-I et al (2002) realizaram um estudo em crianças para determinar as condições satisfatórias de intubação, medindo o rácio tração/quatro (TOF) após a administração de 0,1 mg/kg de vecurónio, 0,6 mg/kg de rocurónio ou 0,9 mg/kg de rocurónio.9 mg/kg de rocurónio, e concluiu que um TOF de zero, determinado pela monitorização dos músculos adutores, indicava um momento adequado para a intubação em pacientes pediátricos anestesiados e era, em crianças adequadamente anestesiadas, uma indicação fiável de condições satisfatórias de intubação após a administração de 0,9 mg/kg de rocurónio.

Memis Dilek et al (2002) estudaram a eficácia do ondansetron, da lidocaína, do tramadol e do fentanil na minimização da dor causada pela injeção de rocurónio e registaram como efeitos secundários reacções como desconforto e dor, retração da mão, etc., imediatamente e durante 24 horas após a injeção de rocurónio. Inicialmente, foi colocado um torniquete no antebraço e os doentes receberam soro fisiológico (3 ml), ondansetron (4 mg), lidocaína (30 mg), tramadol (50 mg) ou fentanil (100 tig) diluídos em 3 ml de solução. A oclusão foi removida após 20 segundos e o rocurónio foi administrado durante 1015 segundos. Os 4 fármacos reduziram o grau de dor, sendo a lidocaína o mais eficaz e o fentanil o menos eficaz.

Blunk JA et al (2003) utilizaram a microdiálise dérmica em humanos e o registo eletrofisiológico de nociceptores na pele de ratos para clarificar os mecanismos de indução da dor pela administração intravenosa de rocurónio e vecurónio, e verificaram que a libertação simultânea de mediadores desencadeada pelos dois fármacos era semelhante, sem correlação entre os níveis de dor e a libertação de mediadores. No entanto, as fibras C mostraram uma resposta concertada de excitação com um início rápido após a estimulação com vecurónio e rocurónio, levando à conclusão de que o efeito algogénico dos aminesteróides bloqueadores neuromusculares pode ser devido à ativação direta dos socio-receptores C. Os investigadores verificaram que as fibras C eram mais sensíveis à dor do que as outras fibras.

Um estudo de **Chiarella AB et al (2003)** comparou quatro fármacos diferentes, bicarbonato de sódio a 8,4%, fentanil, lidocaína a 2% e solução salina normal, para reduzir a dor associada à administração intravenosa de rocurónio. Verificou-se que o bicarbonato de sódio a 8,4% reduziu os rácios de dor em 18,4 vezes, em comparação com 1,9 vezes para o fentanil e 3,6 vezes para a lidocaína a 2%.

Ezri T et al. (2003) investigaram a hipótese de que a influência do esmolol ou da efedrina no débito cardíaco influenciava o tempo de inserção do rocurónio e concluíram que o tempo de inserção era mais curto após a efedrina em comparação com o esmolol e que o pré-tratamento com efedrina ou esmolol influenciava o tempo de inserção do rocurónio, alterando o débito cardíaco medido por um monitor de débito cardíaco não invasivo.

Liou Jiin-Tarng et al (2003) estudaram o efeito da pré-injeção de uma dose baixa de cetamina ou de soro fisiológico normal para reduzir os movimentos de abstinência induzidos pela administração de rocurónio em 100 doentes pediátricos (com idades entre 1 e 6 anos), divididos aleatoriamente em dois grupos. A cetamina (0,2 mg/kg) ou solução salina normal equivalente foi injectada por via intravenosa, seguida 10 segundos depois pelo tiopental (5 mg/kg). O rocurónio (0,8 mg/kg) foi então administrado no espaço de 5 segundos, e a resposta do doente à dor foi avaliada utilizando uma escala de quatro pontos, num método duplamente cego. Verificou-se que o pré-tratamento com doses baixas de cetamina atenuava significativamente os movimentos de abstinência associados à administração intravenosa de rocurónio em doentes pediátricos submetidos a anestesia com tiopental.

Santiveri X et al (2003) realizaram um estudo para determinar se a pré-medicação à base de efedrina influenciava o início de ação do rocurónio ou do atracúrio em 80 doentes ASA-III submetidos a cirurgia sob anestesia geral e aleatorizados em 4 grupos: Efedrina-Rocurónio, Placebo-Rocurónio, Efedrina-Atracúrio e Placebo-Atracúrio. O atracúrio ou o rocurónio foram administrados numa dose de 0,4 mg/kg. A função neuromuscular foi monitorizada por acelerometria. Foram registadas as caraterísticas dos doentes, o tempo de início, a duração e a recuperação do bloqueio neuromuscular. Verificou-se que as caraterísticas dos doentes eram semelhantes em todos os grupos, que o tempo de início do bloqueio neuromuscular era significativamente mais curto nos grupos do rocurónio e do rocurónio-efedrina do que no grupo do atracúrio e que a pré-medicação com 10 mg de efedrina reduzia o tempo de início do rocurónio, mas não afectava o tempo de início do atracúrio.

Turan A et al (2003) efectuaram um estudo que comparou a prevenção da dor durante a administração de rocurónio com sulfato de magnésio, lidocaína, bicarbonato de sódio e alfentanil. Concluíram que todos os fármacos acima reduziram a quantidade de dor causada pela administração de rocurónio. No entanto, destes fármacos, o sulfato de magnésio, a lignocaína e o bicarbonato de sódio foram os mais eficazes e o alfentanil o menos eficaz.

Ittichaikulthol Wichai et al (2004) estudaram o efeito da efedrina no tempo de indução do rocurónio e concluíram que, com a utilização de efedrina (70 tig/kg) um minuto antes da indução, seguida de 0,9 mg/kg de rocurónio por via intravenosa, a intubação podia ser conseguida 40 segundos após a indução em doentes saudáveis e que esta medida podia ser utilizada como alternativa ao suxametónio para uma intubação rápida.

Tuncali Bahattin et al (2004) realizaram um estudo aleatório, em dupla ocultação e controlado por placebo para avaliar o efeito da diluição de rocurónio (10 mg/ml) para 1 ou 0,5 mg/ml com NaCl a 0,9% na dor associada à administração intravenosa de rocurónio em 150 doentes submetidos a procedimentos cirúrgicos que requerem anestesia geral. Concluíram que, em pacientes acordados, a diluição do rocurónio (10 mg/ml) antes da administração para 0,5 mg/ml com solução salina a 0,9% é uma estratégia simples e económica para evitar um movimento de retirada doloroso.

Park Jong-Taek et al (2005) estudaram a frequência dos movimentos de retirada em 90 doentes pré-tratados com tiopental e divididos aleatoriamente em dois grupos: O grupo de controlo foi tratado com 2 ml de solução salina e o grupo do tiopental com 2 ml (50 mg) de tiopental. Foi administrado tiopental 5 mg/kg por via intravenosa. Após a perda de consciência, o braço foi comprimido com uma ligadura elástica e foram administrados os fármacos pré-tratamento. Após 30 segundos, o torniquete foi retirado e foi administrado 0,6 mg/kg de rocurónio. Os movimentos de retirada foram avaliados numa escala de quatro níveis: nenhum movimento, movimento limitado ao pulso, cotovelo ou ombro. Verificou-se que a pré-injeção de 2 ml (50 mg) de tiopental era eficaz na redução da dor induzida pelo brometo de rocurónio intravenoso.

Prasanna M et al (2005) realizaram um estudo que comparou diferentes estratégias de redução da dor durante a administração intravenosa de rocurónio e concluíram que a adição de 2 ml de bicarbonato de sódio a 7,5% ou 40 mg de lidocaína a 2% reduziu a dor durante a administração de rocurónio. No entanto, a adição de 20 mg de lidocaína a 2% foi ineficaz.

Ertugrul F. (2006) comparou a eficácia do pré-tratamento com lidocaína, remifentanil e metoclopramida na redução da dor e dos movimentos de abstinência induzidos pela administração de rocurónio em 44 doentes com estado físico I-II da American Society of Anaesthesiologists (ASA) programados para uma cirurgia planeada. Foram divididos aleatoriamente em quatro grupos e cada doente recebeu metoclopramida intravenosa 10 mg, lidocaína 50 mg, remifentanil 1 g/kg ou cloreto de sódio 0,9% 3 ml (grupo de controlo), seguido de oclusão com torniquete no antebraço. Após 10 segundos de oclusão, foi administrada uma dose inicial de 0,06 mg/kg de rocurónio e a resposta do doente ao rocurónio foi avaliada numa escala de quatro pontos, utilizando o método de dupla ocultação, tendo-se verificado que os movimentos de retirada eram mais baixos no grupo da lidocaína. A lidocaína e o remifentanil foram clinicamente mais eficazes do que a metoclopramida.

Kim KS et al (2006) efectuaram um estudo para avaliar um método de prevenção da abstinência de rocurónio em adultos e crianças e concluíram que a abstinência de rocurónio podia ser evitada através do pré-tratamento com lidocaína em adultos ou da adição de bicarbonato de sódio em crianças.

Ayoglu H et al (2007) realizaram um estudo prospetivo, em dupla ocultação, aleatorizado e controlado por placebo para determinar a eficácia da dexmedetomidina versus lidocaína no alívio da dor durante a administração intravenosa de propofol e rocurónio em 150 doentes programados para cirurgia electiva sob anestesia geral e divididos em cinco grupos: Solução salina (grupo 1), dexmedetomidina 0,25 ig/kg (grupo 2), lidocaína 0,5 mg/kg (grupo 3), dexmedetomidina 0,25 ig/kg mais lidocaína 0,25 mg/kg (grupo 4) ou dexmedetomidina 0,25 ig/kg mais lidocaína 0,5 mg/kg (grupo 5). A resposta à administração de rocurónio foi avaliada numa escala de quatro pontos, e verificou-se que o pré-tratamento com dexmedetomidina não reduziu a dor associada à administração de propofol, mas reduziu a privação da mão associada à administração de rocurónio, tal como a lidocaína.

Han DW et al (2007) realizaram um estudo para avaliar se a neutralização do rocurónio (pH = 7,4) antes da injeção previne a dor relacionada com a injeção em doentes acordados e concluíram que devem ser adicionados 3,1 ± 0,3 ml de NaHCO3 a 8,4% para neutralizar 50 mg de rocurónio. Para os três grupos, nomeadamente o grupo I (rocurónio isolado), o grupo 2 (50 mg de rocurónio misturado com 3 ml de NaCl a 0,9%) e o grupo III (50 mg de rocurónio misturado com 3 ml de NaHCO3 a 8,4%), não se verificaram diferenças entre os grupos em termos de tempo de efeito, duração do efeito e valores de ED50. Concluiu-se que o rocurónio neutralizado evita a dor aquando da injeção e que as propriedades físicas e farmacológicas do rocurónio misturado com NaHCO3 imediatamente antes da injeção não são alteradas.

Kyo S. Kim et al (2007) realizaram um estudo para documentar alterações nas propriedades de potência e recuperação do rocurónio quando misturado com bicarbonato de sódio a 8,4%. Concluíram que a potência do rocurónio aumentou e a sua duração de ação foi prolongada após a mistura com bicarbonato de sódio.

Wang Yong-guang et al (2007) realizaram um estudo para determinar se a resposta a relaxantes musculares não despolarizantes poderia ser alterada em doentes com hipertiroidismo e observaram o início e a duração do bloqueio neuromuscular induzido pelo rocurónio. Concluíram que os doentes com hipertiroidismo têm um início e uma duração mais curtos e necessitam de doses mais elevadas de rocurónio do que os doentes eutiroideus.

Yavascaoglu Belgin et al (2007) compararam o efeito do esmolol no início e na gravidade da dor e das reacções de abstinência após a administração de rocurónio num estudo prospetivo, aleatório, em dupla ocultação e controlado por placebo, utilizando lidocaína.Num estudo prospetivo, aleatório, em dupla ocultação e controlado por placebo, foi administrada uma dose de intubação de 0,6 mg/kg de rocurónio a 120 doentes com estatuto corporal ASA I e II submetidos a anestesia geral para cirurgia electiva, A resposta foi avaliada numa escala de quatro pontos (nenhuma, ligeira, moderada ou grave) e concluiu-se que o esmolol, tal como a lidocaína, reduziu a incidência de dor e as reacções de abstinência associadas à administração de rocurónio.

Akkaya Taylan et at (2008) estudaram a frequência e a intensidade da dor durante a administração intravenosa de rocurónio (0,6 mg/kg) durante 5 segundos, 30 segundos após o pré-tratamento com solução salina, lidocaína ou cetamina, e avaliaram a dor e os movimentos de retirada 6 horas após a anestesia numa escala de cinco e quatro pontos, respetivamente, recordando a dor no braço durante a indução da anestesia. O estudo envolveu 120 doentes distribuídos aleatoriamente por três grupos que receberam lidocaína 30 mg por via intravenosa (grupo da lidocaína, n = 40), cetamina 0,5 mg/kg (grupo da cetamina, n = 40) ou soro fisiológico 2 ml (grupo do soro fisiológico, n = 40), e concluíram que não havia diferença entre homens e mulheres em termos de dor relatada ou movimentos de abstinência e que a lidocaína era mais eficaz do que a cetamina na redução da gravidade da dor e dos movimentos de abstinência induzidos pela administração de rocurónio.

Choi Byung In et al (2008) estudaram o efeito do remifentanil na prevenção dos movimentos de abstinência induzidos pelo rocurónio intravenoso em 90 doentes adultos submetidos a tiroidectomia, distribuídos aleatoriamente em três grupos. Cada doente recebeu uma de três soluções de igual volume (4 ml) por via intravenosa, o que permitiu concluir que a administração prévia de doses em bolus de 0,5 e 1,0 ig/kg de remifentanil preveniu os movimentos de retirada induzidos pelo rocurónio e atenuou eficazmente a ativação cardiovascular após a intubação traqueal.

Kim Jin-Hee et al (2009) avaliaram e compararam a eficácia e os efeitos secundários associados do alfentanil e do remifentanil na prevenção dos movimentos de abstinência associados à injeção de rocurónio. Concluíram que o alfentanil, quando administrado 90 segundos antes da injeção de rocurónio, tem uma eficácia comparável à do remifentanil na atenuação dos movimentos de abstinência do rocurónio e uma menor incidência de efeitos secundários, como a tosse.

Lee SS et al. (2009) estudaram os efeitos da lidocaína e do bicarbonato de sódio misturados com rocurónio no movimento de retirada, na pressão arterial média e na frequência cardíaca durante a administração de rocurónio, e concluíram que a administração de um volume equivalente de bicarbonato de sódio a 8,4% com rocurónio foi mais eficaz na prevenção do movimento de retirada e na estabilização da pressão arterial média e da frequência cardíaca do que a lidocaína combinada com rocurónio em comparação com o rocurónio isolado.

Lee Yong Cheol et al (2009) investigaram se a administração rápida de rocurónio reduziu o movimento de retirada quando administrado em três grupos, nomeadamente rocurónio com NaCl a 0,9%, administrado lentamente ao longo de 10 segundos, pré-tratado com 0,1 ml/kg de lidocaína a 1% sem conservantes, depois rocurónio administrado lentamente ao longo de 10 segundos, e rocurónio com NaCl a 0.9% NaCl administrado rapidamente durante aproximadamente um segundo (o mais rápido possível), e concluiu que a resposta de terminação foi significativamente menor quando o rocurónio foi administrado sem pré-tratamento com lidocaína, apenas devido à rapidez da administração.

Wei Chuang et al (2009) compararam o efeito do sufentanil com o do fentanil e da lidocaína na prevenção dos sintomas de abstinência durante a administração de rocurónio a doentes pediátricos submetidos a procedimentos electivos e avaliaram-no numa escala de quatro pontos, utilizando um método duplamente cego. O fentanil reduziu melhor o início da dor durante a administração intravenosa de rocurónio.

Jeon Youngghoon et al (2010) estudaram o efeito do pré-tratamento com paracetamol nos movimentos de retirada após a administração de rocurónio, utilizando três grupos diferentes: um grupo salino que recebeu 5 ml de solução de cloreto de sódio a 0,9%, um grupo lidocaína que recebeu 40 mg de lidocaína e um grupo paracetamol que recebeu 50 mg de paracetamol. Concluíram que o paracetamol e a lidocaína reduziram a ocorrência de movimentos de abstinência após a administração de rocurónio em maior grau do que a solução salina.

Kim Yoon Hee et al. (2010) estudaram o efeito profilático do mesilato de nafamostat, um inibidor da calicreína, na reação de abstinência associada à administração de rocurónio em dois grupos que receberam 1,5 ml de uma solução contendo 1,5 mg de mesilato de nafamostat diluído em solução de glucose a 5% ou 1,5 mL de solução de glucose a 5%, e concluiu que o pré-tratamento com 1,5 mg de mesilato de nafamostat reduziu a reação de abstinência associada à administração de rocurónio.

Kwak Hen Jong et al (2010) realizaram um estudo com 66 pacientes pediátricos com idades compreendidas entre os 5 e os 12 anos, divididos aleatoriamente em dois grupos, para avaliar a eficácia de uma combinação de óxido nitroso e lidocaína na resposta de abstinência à administração de rocurónio em crianças. O grupo do oxigénio recebeu oxigénio a 100% e o grupo do óxido nitroso 50% de N_2O em oxigénio durante 2 minutos antes da indução com tiopental sódico a 2,5% (5 mg/kg). Antes da injeção de lidocaína a 1% (1 mg/kg), foi efectuada uma oclusão manual do antebraço durante 15 segundos e, após o levantamento da oclusão, foi injetado rocurónio a 0,1% (0,6 mg/kg) durante 5 segundos. A resposta do doente à administração de rocurónio foi avaliada utilizando uma escala de quatro pontos para mostrar que a combinação da inalação de 50% de óxido nitroso em oxigénio e o pré-tratamento com 1 mg/kg de lidocaína reduziu significativamente a incidência de movimentos de retirada induzidos pelo rocurónio em doentes pediátricos, em comparação com o pré-tratamento apenas com lidocaína.

Lee HJ et al (2010) realizaram um estudo para avaliar as alterações nas propriedades de eficácia e recuperação do rocurónio quando misturado com bicarbonato de sódio a 8,4% e concluíram que a combinação de rocurónio com bicarbonato de sódio aumentou a eficácia, reduziu o tempo de início e prolongou a duração da ação.

Mahajan Charu et al (2010) investigaram se o aquecimento local pré-injeção no local da injeção utilizando um dispositivo aerotérmico poderia aliviar eficazmente a dor causada pela injeção de rocurónio. O estudo foi realizado em 90 doentes submetidos a cirurgia à coluna vertebral e divididos aleatoriamente em dois grupos: Grupo C (controlo) e Grupo T (tratamento). ^{O}Os doentes do grupo T foram aquecidos a 40°C durante um minuto antes da injeção de 1 ml (10 mg) de rocurónio no acesso venoso. O desconforto foi então avaliado numa escala de 5 pontos para concluir que a aplicação de calor no acesso vascular antes da injeção de rocurónio reduziu eficazmente a dor associada à injeção.

Won-Yang Ju et al (2010) estudaram os efeitos da fenilefrina, um agonista a-1 seletivo, no tempo de inserção do rocurónio e nas condições de intubação em adultos após a administração de propofol em 64 doentes distribuídos aleatoriamente em dois grupos. Antes da administração de rocurónio (0,6 mg/kg), foi administrada fenilefrina (0,9 lig/kg) (grupo P) ou a mesma quantidade de soro fisiológico (grupo S), e o tempo de inserção foi definido como o tempo decorrido desde o fim da administração de rocurónio até que um único abalo atingisse 0% ou o mínimo. Concluiu-se que uma dose baixa de fenilefrina, que tem um efeito limitado na pressão arterial, atrasa o tempo de inserção do rocurónio após a administração de propofol, e que o efeito vasoconstritor da fenilefrina pode influenciar o prolongamento do tempo de inserção do rocurónio durante a indução da anestesia com propofol.

Young Hee Shin et al (2011) realizaram um estudo em 171 crianças divididas nos seguintes grupos: Grupo CF, administração de rocurónio não diluído durante 5 segundos; Grupo CS, administração de rocurónio não diluído durante 1 minuto; Grupo DF, administração de rocurónio diluído (10 vezes) durante 5 segundos; Grupo DS, administração de rocurónio diluído durante 1 minuto. Após a perda de consciência, foi administrado rocurónio 0,6 mg/kg e um investigador, que não estava familiarizado com o método de administração, registou os movimentos do doente após a administração de rocurónio, a fim de avaliar se a administração lenta de rocurónio diluído podia reduzir eficazmente os movimentos de retirada induzidos pelo rocurónio em crianças, e concluiu que o rocurónio diluído, quando administrado lentamente, reduziu significativamente a ocorrência de movimentos de abstinência em resposta à administração intravenosa de rocurónio na população em causa.

Yoon Jin Sang et al (2011) investigaram o efeito analgésico da gabapentina no movimento de retirada desencadeado pela administração de rocurónio em 86 doentes com idades compreendidas entre os 18 e os 69 anos, com estado de doença ASA I ou II, que iam ser submetidos a uma cirurgia electiva sob anestesia geral. Os doentes foram aleatorizados para receber 600 mg de gabapentina ou placebo 2 horas antes da cirurgia. A resposta dos doentes à administração de rocurónio foi avaliada numa escala de quatro pontos, concluindo-se que o pré-tratamento com uma dose oral única de gabapentina (600 mg) reduziu a frequência e a gravidade dos movimentos de retirada após a administração de rocurónio.

Saitoh Yuhji et al (2012) investigaram o bloqueio neuromuscular nos músculos orbicularis oris, corrugator supercilii e adductor pollicis em pacientes anestesiados, *utilizando a* monitorização neuromuscular train-of-four responses. O coeficiente da sequência de quatro nos grupos Orbicularis oris e Corrugator supercilii foi significativamente mais elevado do que no grupo Adductor pollicis, o que permite concluir que o músculo Corrugator supercilii é mais resistente ao rocurónio do que os músculos Orbicularis oris e Adductor pollicis. Além disso, o bloqueio neuromuscular do músculo orbicularis oris recuperou mais lentamente do que o do músculo orbicularis oris, mas mais rapidamente do que o do músculo adductor pollicis.

Metas e objectivos

Comparar as propriedades de bloqueio neuromuscular do brometo de rocurónio nos dois grupos

- Rocurónio com bicarbonato de sódio a 7,5% (5 ml)
- Rocurónio s0,9% solução salina isotónica (5 ml)

no que respeita a

1. Dor à injeção.
2. O início da ação.
3. Duração do efeito.

Materiais e métodos

O presente estudo foi realizado para avaliar as propriedades de bloqueio neuromuscular do brometo de rocurónio misturado com bicarbonato de sódio a 7,5% em termos de dor aquando da administração, início de ação e duração da ação no Departamento de Anestesiologia e Cuidados Intensivos, Acharya Shri Chander College of Medical Sciences and Hospital, Sidhra, Jammu.

Após a obtenção do acordo do comité de ética e do consentimento escrito dos doentes, foram incluídos neste estudo prospetivo e aleatório 80 doentes de ambos os sexos, com idades compreendidas entre os 18 e os 65 anos, classificados como estado físico I ou II pela Sociedade Americana de Anestesiologistas e encaminhados para cirurgia electiva sob anestesia geral.

Critérios de exclusão :

Os seguintes pacientes foram excluídos do estudo:

1. Idade < 18 ou > 65 anos.
2. Classe III ou IV da ASA.
3. Doentes com hipertensão não controlada .
4. Doentes com doença cardíaca isquémica .
5. Doentes que sofrem de doenças neuromusculares.
6. Doentes com dificuldades previsíveis de permeabilidade das vias respiratórias.
7. gravidez.
8. doentes a tomar um medicamento que se sabe ou se suspeita ter um efeito sobre a disfunção neuromuscular
9. Doentes com peso superior a 20% do peso corporal ideal.
10. doentes cujas cordas vocais não eram totalmente visíveis durante a laringoscopia ou cujo tempo de indução excedia 300 segundos.

Utilizando números aleatórios gerados por computador, os pacientes foram divididos em dois grupos de 40 pessoas cada, da seguinte forma:

Grupo I :

Neste grupo, os doentes foram tratados com uma solução de estudo contendo 50 mg de rocurónio misturado com 5 ml de bicarbonato de sódio a 7,5%.

Grupo II :

Neste grupo, os doentes foram tratados com uma solução de estudo contendo 50 mg de rocurónio misturado com 5 ml de solução salina isotónica a

0,9%.

Na consulta pré-operatória, foram recolhidos dados demográficos como nome, idade, sexo e peso, foi efectuada a classificação de Mallampati e verificados todos os exames iniciais necessários.

Na noite anterior à cirurgia, todos os doentes foram pré-medicados com comprimidos de alprazolam 0,25 mg. À chegada à enfermaria pré-operatória, foi inserido um cateter intravenoso 18G ou 20G para a administração de fármacos e fluidos.

A monitorização padrão foi efectuada no bloco operatório. O ECG contínuo (derivação II), a SPO2 (oximetria de pulso) e a pressão arterial não invasiva (sistólica, diastólica e média) foram monitorizados a intervalos regulares.

A fim de evitar qualquer enviesamento, a preparação administrada a todos os pacientes, quer sejam pacientes do estudo ou pacientes de controlo, foi preparada por uma pessoa que não esteve envolvida no tratamento do paciente incluído no estudo.

Todos os doentes do grupo de estudo (grupo I) receberam rocurónio e uma solução de bicarbonato de sódio preparada da seguinte forma:

Encheu-se uma seringa de 10 ml com 50 mg de rocurónio e outra seringa com 5 ml de bicarbonato de sódio a 7,5%. Em seguida, misturou-se, lenta e gradualmente, 1 ml de bicarbonato de sódio com o rocurónio. Diluiu-se o rocurónio com o bicarbonato de sódio na proporção de 1:1, obtendo-se uma concentração de rocurónio de 5 mg/ml da solução teste. Formaram-se pequenas bolhas de CO2 quando o bicarbonato de sódio foi misturado com o rocurónio. A solução resultante teve de ser utilizada 30 minutos após a mistura para que as bolhas assentassem e se obtivesse uma solução límpida.

A preparação para o grupo de controlo (grupo II) foi preparada de forma semelhante, exceto que o bicarbonato de sódio foi substituído por solução salina isotónica a 0,9%.

Foi utilizada uma técnica normalizada para induzir a anestesia geral:

- Injeção de ranitidina; 50 mg i.v.
- Injeção de ondansetron; 0,1 mg/kg de peso corporal i.v.
- Injeção de fentanil; 0,5 mcg/kg de peso corporal i.v.
- Injeção de propofol; 2,5 mg/kg de peso corporal p/v

Toda a técnica foi apoiada por monitorização neuromuscular. O nervo ulnar foi estimulado no pulso para estudar a resposta do quarto trem de voo (TOF) no músculo adutor do polegar.

Para estimular o nervo ulnar, um elétrodo foi colocado no lado radial do tendão flexor do pulso, aproximadamente 1 cm proximal à prega cutânea do pulso. O outro elétrodo foi colocado 3-4 cm proximal ao elétrodo distal. A estimulação do nervo foi realizada com estímulos supramáximos de onda quadrada com duração de 0,2 ms, numa sequência de quatro (TOF) com uma corrente de 30 mA, utilizando um estimulador de nervos periféricos (Fig. 1).

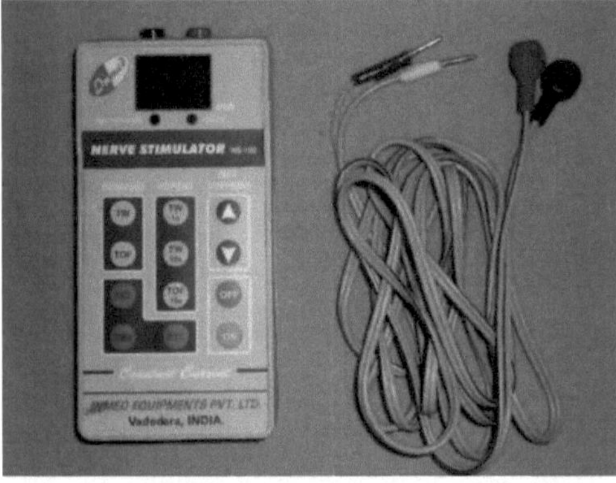

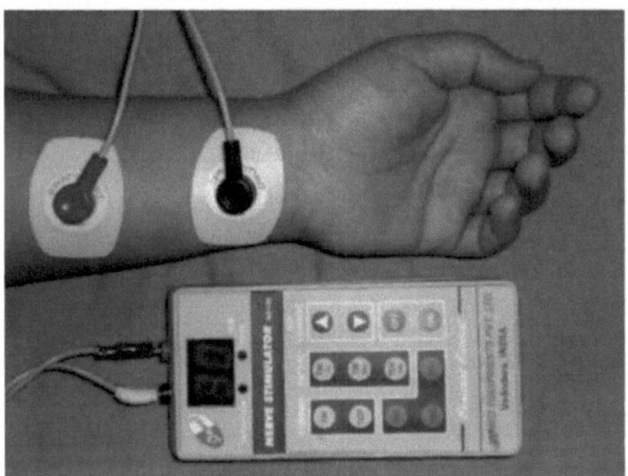

Figura 1: Estimulação do nervo ulnar

A monitorização basal do TOF foi efectuada após a indução e as indicações foram anotadas antes da administração da dose de indução de rocurónio. Dependendo do grupo de pacientes, a solução de estudo apropriada foi administrada ao paciente na dose de 0,6 mg/kgI/v para intubação. Foram observados movimentos de evitamento dos membros em resposta à administração de rocurónio. A monitorização neuromuscular foi realizada a cada 10 segundos até que não ocorresse nenhuma das quatro reacções convulsivas na sequência TOF. A intubação endotraqueal foi então iniciada.

Durante a anestesia de manutenção, o halotano foi utilizado em diferentes concentrações de N_2O e O2 numa proporção de 66%:33%, bolus periódicos de rocurónio do mesmo grupo foram repetidos a cada 5 minutos numa dose igual a 1/5 da dose de carga com base na monitorização neuromuscular, e uma dose de manutenção de relaxante foi administrada quando uma resposta T2 foi registada fora da sequência TOF. A injeção de diclofenaco de sódio (1,5 mg/kg) também foi administrada por infusão intravenosa durante a dose de manutenção.

No final da operação, o bloqueio neuromuscular remanescente foi levantado com neostigmina 0,06 mg/kg e glicopirrolato 0,01 mg/kg apenas se fosse encontrado um número de TOF igual ou superior a 3.

No final do estudo, todos os dados recolhidos foram resumidos e analisados estatisticamente. Foi utilizado o teste t de Student independente para a comparação das médias dos dois grupos e o teste do qui-quadrado de Pearson para a comparação de dados não paramétricos.

Farmacologia

Rocurónio

O rocurónio foi introduzido na prática clínica em 1994. O brometo de rocurónio é um aminosteróide monoquaternário com um início de ação rápido e uma duração de ação média **(Lowry DW et al, 1994)**. É atualmente um dos agentes bloqueadores neuromusculares mais utilizados.

Estruturalmente, o rocurónio é semelhante ao vecurónio, com exceção do grupo hidroxilo no anel A do núcleo esteroide, que lhe confere estabilidade. A introdução de substituintes cíclicos, com exceção da piperidina, nas posições 2 e 16 conduz a um composto rápido **(Wierda JM et al, 1995)**. No caso do rocurónio, o grupo metilo ligado ao azoto quaternário do vecurónio e do pancurónio é substituído por um grupo alilo. À temperatura ambiente, o rocurónio é estável durante 60 dias.

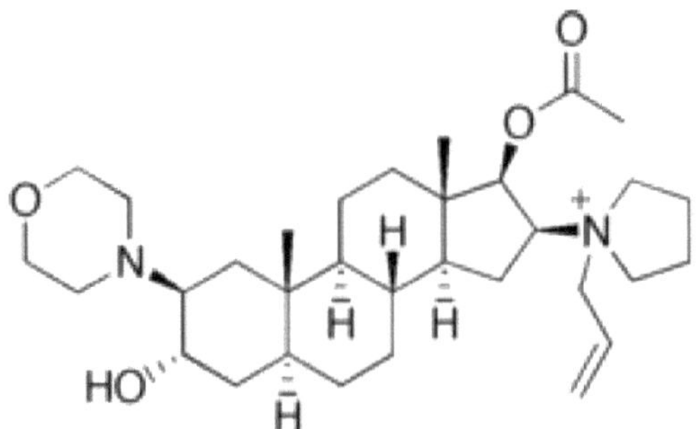

Estrutura química do rocurónio

Molecular Formula: $C_{32}H_{53}N_2O_4^+$
Molecular Mass: 529.774 g/mol

O início da depressão máxima de um único movimento após a administração de 3-4 x ED95 de rocurónio é semelhante ao início do efeito do suxametónio, 1 mg/kg v/v **(Magorian et al., 1995)**. A este respeito, o rocurónio é o único fármaco não despolarizante para o bloqueio neuromuscular que pode servir como alternativa ao suxametónio quando este último está contraindicado e é necessário um início rápido do bloqueio neuromuscular para facilitar a intubação traqueal. No entanto, ao contrário do suxametónio, o rocurónio, nas doses utilizadas para iniciar a sequência rápida, resulta numa duração do bloqueio neuromuscular semelhante à do pancurónio, um agente bloqueador neuromuscular não despolarizante de ação prolongada. Da mesma forma, doses intramusculares elevadas de rocurónio (1-8 mg/kg) administradas a bebés e crianças permitem uma intubação traqueal rápida, mas a duração da ação destas doses elevadas (aproximadamente uma hora) pode limitar o benefício clínico **(Reynolds et al., 1996)**.

Tal como acontece com outros bloqueios neuromusculares não despolarizantes, os músculos adutores da laringe e o diafragma são mais resistentes ao rocurónio do que o músculo adutor do polegar. A supressão completa da resposta espasmódica individual do músculo adutor do polegar não confirma que os músculos da laringe e do diafragma estejam igualmente paralisados. Além disso, o período de paralisia máxima da laringe pode ser ignorado se o início da supressão completa da resposta contrátil individual do músculo adutor for utilizado como sinal clínico de condições óptimas para a intubação traqueal **(Meistelman et al., 1992)**. Por outro lado, o início da laringoscopia direta para a entubação traqueal no momento da paralisia máxima do músculo laríngeo pode resultar no movimento dos músculos abdominais e diafragmáticos durante a inserção do tubo traqueal, uma vez que estes músculos ainda não estão completamente paralisados. No entanto, o facto de os músculos laríngeos serem mais resistentes ao rocurónio do que os adutores laríngeos significa que o início do efeito de doses elevadas de rocurónio nos adutores laríngeos é semelhante ao do suxametónio, mas mais tardio do que nos adutores laríngeos **(Wright et al, 1994)**.

A dor associada à injeção de rocurónio é comum, ocorrendo em 80% dos doentes acordados **(Borgeat A et al., 1997)**. Foram descritos vários métodos para reduzir a dor relacionada com a injeção, incluindo o tratamento com fentanil **(Chiarella AB et al, 2003)**, lidocaína **(Kim KS et al, 2006, Han DW et al, 2007, Kim SK et al, 2008)**, ondansetron **(Kim SK et al, 2008)**, bicarbonato de sódio a 8,4% **(Kim SK et al, 2008)**, bicarbonato de sódio a 7,5% **(Prasanna M et** al, **2005)**, sulfato de magnésio e alfentanil **(Turan A et al, 2003).**

Desminagem :

O rocurónio é absorvido e excretado principalmente pelo fígado, com elevadas concentrações excretadas na bílis. A excreção urinária de rocurónio inalterado é de apenas cerca de 10%. A maior parte do rocurónio é excretada inalterada (até 50% em 2 horas) na bílis. Não ocorre desacetilação. A excreção renal é de aproximadamente >30% em 24 horas e a utilização deste medicamento em doentes com insuficiência renal pode resultar num prolongamento moderado da duração da ação **(Cooper et al., 1993)**. A doença hepática modifica a farmacocinética do rocurónio, aumentando o seu volume de distribuição. Uma semi-vida de eliminação mais longa pode resultar numa duração de ação mais longa do rocurónio em doentes com doença hepática, particularmente após administração prolongada **(Magorian T et al, 1995)**.

Efeitos indesejáveis :

1. Os dados dos testes intradérmicos indicam que o rocurónio ocupa uma posição intermédia na propensão para desencadear alergias a relaxantes conhecidos, em comparação com produtos de baixo risco (por exemplo, pancurónio, vecurónio) e produtos de alto risco (por exemplo, alcurónio, succinilcolina) **(Rose M et al, 2001)**. Os testes IgE baseados em compostos que contêm epítopos de amónio provaram ser ferramentas fiáveis para o diagnóstico de alergia ao rocurónio. Verificou-se que títulos elevados de IgE total afectam a especificidade do teste **(Ebo Didier G et al, 2007)**.
2. Foram registadas hipotensão, bradicardia e lesões do miocárdio durante a indução da anestesia. Num caso relatado por **Fagley Richard E et al (2009)**, foi registado vasoespasmo coronário num doente durante uma angiografia coronária em artérias coronárias sem doença. Nos cuidados intensivos, o doente voltou a ser injetado com rocurónio para o procedimento, o que resultou em hipotensão, bradicardia e elevação do segmento ST na telemetria, que se resolveu após a administração de difenidramina e hidrocortisona. Suspeitou-se de uma reação alérgica ao rocurónio com vasoespasmo coronário, sugerindo uma variante da síndrome de Coneys tipo 1.

Recomendações de utilização :

O rocurónio tem uma ED_{95} de 0,3 mg/kg, com um início de ação de 1,5 a 2 minutos e uma duração do bloqueio neuromuscular de 20 a 40 minutos **(Hunter, 1996)**.

A dose de infusão contínua é de 9-12 mcg/kg por minuto para manter 90-95% de inibição das convulsões sob anestesia N2O/O2 com fármacos de indução intravenosa.

Bicarbonato de sódio

O bicarbonato de sódio ou hidrogenocarbonato de sódio é um composto químico com a fórmula $NaHCO_3$. O bicarbonato de sódio é um sólido branco que se cristaliza, mas que frequentemente se apresenta como um pó fino. Tem um sabor ligeiramente salgado e alcalino. A sua forma mineral natural é a nahcolite. Uma vez que o sal é conhecido e amplamente utilizado desde há muito tempo, tem muitos nomes relacionados, tais como **fermento em pó**, **bicarbonato de sódio**, **bicarbonato de sódio e bicarbonato de sódio**. Na linguagem comum, o seu nome é abreviado para **bicarbonato de sódio**, **bicarbonato de sódio** ou simplesmente **bicarbonato.**

Na forma dissolvida, encontra-se na bílis, onde serve para neutralizar o ácido clorídrico produzido pelo estômago e é excretado no duodeno através do canal biliar. É também obtido artificialmente pelo método de Solvay, no qual o cloreto de sódio, o amoníaco e o dióxido de carbono reagem em água. Trata-se de um composto anfotérico que reage com ácidos e bases.

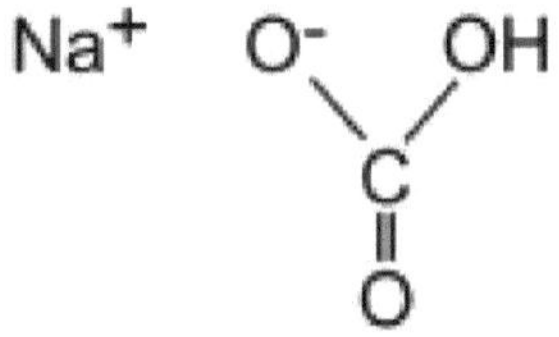

Na^+ O^- OH C O

Bicarbonato de sódio

<u>Fórmula molecular</u>: $NaHCO_3$

<u>Massa molecular</u>: 84,007 g mol^{-1}

<u>Química</u> :

O bicarbonato de sódio intravenoso é administrado como uma solução hipertónica em concentrações de 4,2%, 5,0%, 7,5% ou 8,4%. $^{+-}$Após a administração, o bicarbonato de sódio intravenoso dissocia-se em aniões de sódio (Na) e aniões de bicarbonato (HCO_3). $^{+}$Os aniões de bicarbonato podem consumir iões de hidrogénio (H), convertendo-os em dióxido de carbono (H_2CO_3), que pode depois ser convertido em água (H_2O) e ácido carbónico (CO_2), sendo este último eliminado pelos pulmões.

$$NaHCO_3 + HCl \rightarrow NaCl + H_2CO_3$$

$$H_2CO_3 \rightarrow H_2O + CO_2\,(g)$$

$^{+--+}$De acordo com **Kim SK et al (2008)**, o bicarbonato de sódio ioniza-se em Na e HCO_3; o HCO_3 liga-se aos iões H do ácido rocurónio e é convertido em ácido carboxílico (H_2CO_3). O ácido carbónico mantém o equilíbrio com a água (H_2O) e o dióxido de carbono (CO_2). Como resultado, as bolhas formadas são de gás carbónico. A maior parte das bolhas desaparece nos 10 minutos seguintes à mistura. No nosso estudo, esperámos 30 minutos para que a mistura se estabilizasse completamente e para que as bolhas desaparecessem antes de a injetar.

O mecanismo através do qual a ação do rocurónio, que é uma base fraca por natureza, é reforçada pela adição de bicarbonato de sódio a 7,5% não é claro, mas pensa-se que a alteração do pH do rocurónio causada pela adição de bicarbonato de sódio aumenta a quantidade de rocurónio unificado em solução e, como a forma unificada é mais solúvel em lípidos, uma maior proporção do fármaco está presente na forma solúvel em lípidos a pH alcalino. O aumento do número de moléculas unidas pode resultar na ligação de mais moléculas aos receptores, aumentando o efeito do rocurónio **(Lee HJ et al., 2010)**.

apêndices :

1. **Neutraliza ácidos e bases;** o bicarbonato de sódio é anfotérico e reage tanto com ácidos como com bases.

2. **Utilização médica:** O bicarbonato de sódio misturado com água pode ser utilizado como antiácido para tratarindigestão ácida e azia. Para além da administração intravenosa, pode ser utilizado por via oral para tratar formas crónicas de acidose metabólica, tais como insuficiência renal crónica e tubular renal renal, ou para alcalinizar a urina em caso de overdose de aspirina e cálculos renais de ácido úrico. Sabe-se que é utilizado em primeiros socorros, no tratamento de queimaduras, para evitar a formação de bolhas e cicatrizes devido à reação endotérmica entre o bicarbonato de sódio e a água, e é também utilizado como ingrediente medicinal na água da gripe para bebés.

3. **Cuidados com o corpo;** utilizado como ingrediente em pastas de dentes e em alguns elixires bucais. Actua como um limpador mecânico dos dentes e das gengivas, neutraliza a produção de ácido na boca e actua também como um anti-sético para prevenir infecções. O bicarbonato de sódio pode ser utilizado em combinação com outros ingredientes para fabricar desodorizantes e champôs húmidos ou secos.

4. **Culinária:** bicarbonato de sódio, também conhecido por "**fermento em pó**em pófermento "O bicarbonato de sódio, também conhecido como fermento em pó, é utilizado principalmente como agente de fermentação na panificação. Reage com os componentes ácidos da massa e liberta dióxido de carbono, o que provoca a expansão da massa e a textura e o grão caraterísticos das panquecas, bolos, pães rápidos e outros alimentos cozinhados e fritos.
5. **Como detergente,** é frequentemente adicionado às máquinas de lavar roupa para substituir o amaciador e remover os odores da roupa. Diluído em água quente, o bicarbonato de sódio também é eficaz na remoção de nódoas de chá e café das chávenas.
6. Bicarbonato de sódio **no desporto: uma** pequena quantidade de bicarbonato de sódio revelou-se um suplemento útil para os desportistas que participam em competições.
7. **Como biopesticida**
8. **Aditivo para alimentação de bovinos**

Efeitos indesejáveis :

As reacções adversas à administração de bicarbonato de sódio podem incluir alcalose metabólica, edema, insuficiência cardíaca congestiva, síndrome hiperosmolar, hipernatremia hipervolémica e hipertensão devido à sobrecarga de sódio.

Nos doentes que seguem uma dieta rica em cálcio, que tomam produtos lácteos, suplementos de cálcio ou antiácidos que contêm cálcio, como o carbonato de cálcio, a toma de bicarbonato de sódio pode provocar a síndrome lacto-alcalina, que pode levar à calcificação metastática, à formação de cálculos renais e à insuficiência renal..

Resultados

Quadro 1: Distribuição etária dos doentes (grupo de estudo e grupo de controlo):

Parâmetros	Grupo I (n=40)	Grupo II (n=40)	Valor P
Idade (anos)	38.6±13.4	38.6±14.7	0.994

TESTE INSTANTÂNEO t

Comparação da idade média (anos) nos dois grupos

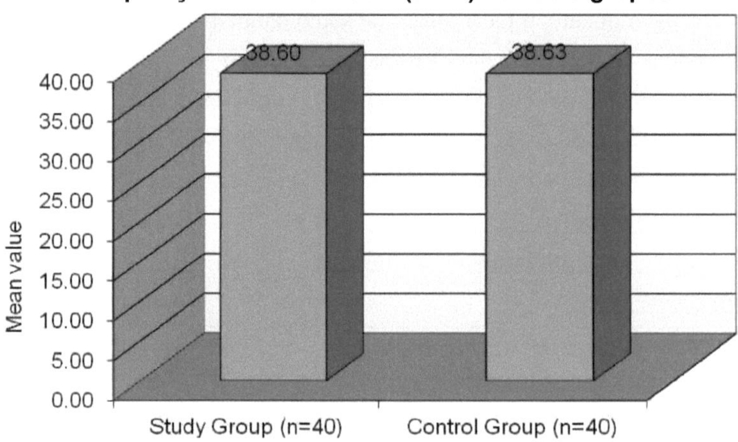

A tabela/gráfico mostra a comparação da idade (anos) entre os grupos I e II (p = 0,994), o que significa que o resultado não é estatisticamente significativo.

Tabela 2: Distribuição dos doentes por género :

Género	Grupo I (n=40)	Grupo II (n=40)	Valor P
Homens	13 (32.50%)	15 (37.50%)	0.639
Sra.	27 (67.50%)	25 (62.50%)	

PEARSON TESTE DO QUI-QUADRADO
Os números entre parêntesis indicam a percentagem de

DISTRIBUIÇÃO DOS DOENTES POR GÉNERO È

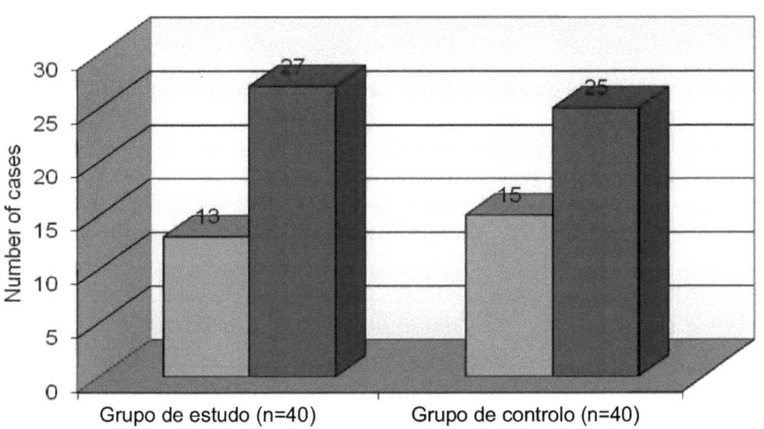

A tabela/gráfico acima mostra a distribuição por género nos grupos I e II, e em ambos os grupos as diferenças não são significativas (p = 0,639). Os resultados não são estatisticamente significativos.

Tabela 3: Distribuição do peso dos pacientes :

Peso (kg)	Grupo I (n=40)	Grupo II (n=40)	Valor P
	60.7±12.5	58.3±11.7	0.386

TESTE INSTANTÂNEO t

DUAS VEZES o peso médio (kg) Comparação

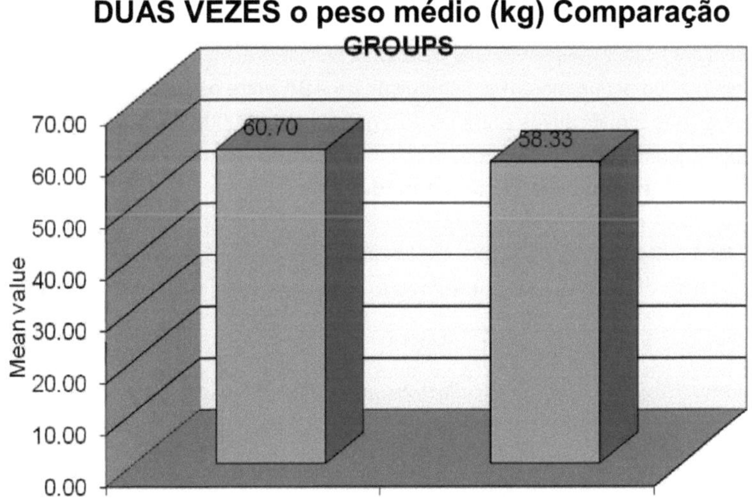

Grupo de estudo (n=40) Grupo de controlo (n=40)

A tabela / gráfico mostra a comparação do peso entre o grupo I e o grupo II (p = 0,386), o que significa que o resultado não é estatisticamente significativo.

Tabela 4: Distribuição de ASA entre os pacientes :

ASA	Grupo I (n=40)	Grupo II (n=40)	Valor P
I	30 (75.00%)	30 (75.00%)	1.000
II	10 (25.00%)	10 (25.00%)	

TESTE DO QUI-QUADRADO DE PEARSON
Os números entre parêntesis indicam a percentagem.

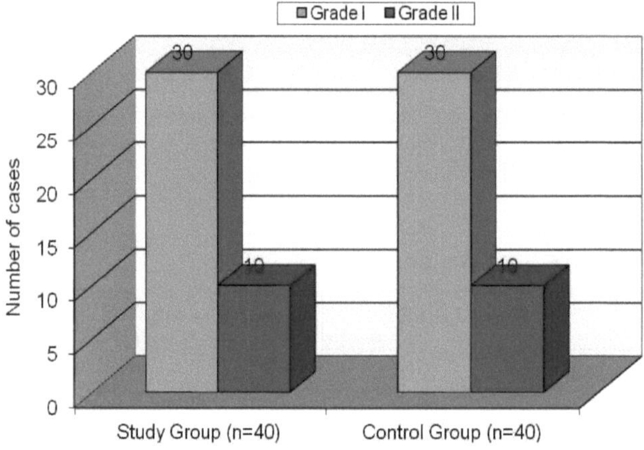

A tabela/gráfico acima mostra a distribuição da ASA entre os grupos I e II e as diferenças não significativas entre os dois grupos (p = 1,000). Os resultados não são estatisticamente significativos.

Tabela 5: Frequência cardíaca média :

FC (por min.)	Grupo I (n=40)	Grupo II (n=40)	Valor P
Nível básico	92.6±16.9	85.9±13.0	0.053
1 minuto após a intubação	98.0±15.2	96.6±14.8	0.668
3 minutos após a intubação	90.2±13.5	88.4±13.4	0.558

Cinco minutos após a intubação	84.7±13.5	82.4±12.6	0.435
10 minutos após a intubação	81.7±11.5	78.2±11.3	0.179

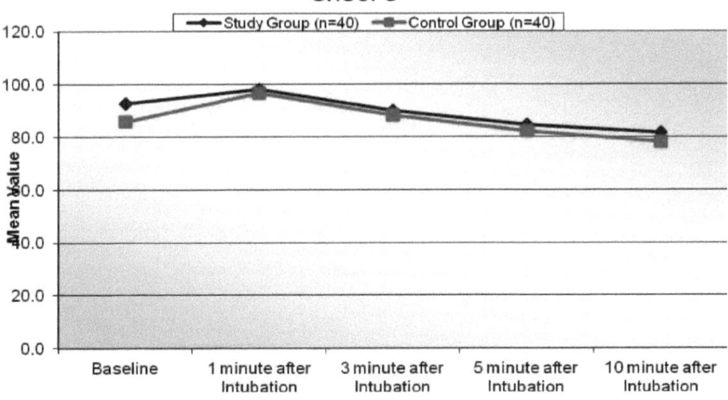

A tabela/gráfico acima mostra a comparação entre os grupos da frequência cardíaca média nos grupos I e II em diferentes intervalos de tempo (p > 0,05). Os resultados não são estatisticamente significativos.

Tabela-6: Pressão arterial sistólica :

Pressão arterial (mmHg)	Grupo I (n=40)	Grupo II (n=40)	Valor P
Nível básico	136.9±15.8	131.4±16.2	0.126
1 minuto após a intubação	123.5±13.5	126.8±19.0	0.372
3 minutos após a intubação	117.2±10.1	112.9±10.3	0.062
Cinco minutos após a intubação	111.4±9.1	109.3±8.3	0.298
10 minutos após a intubação	111.1±7.6	110.9±10.3	0.951

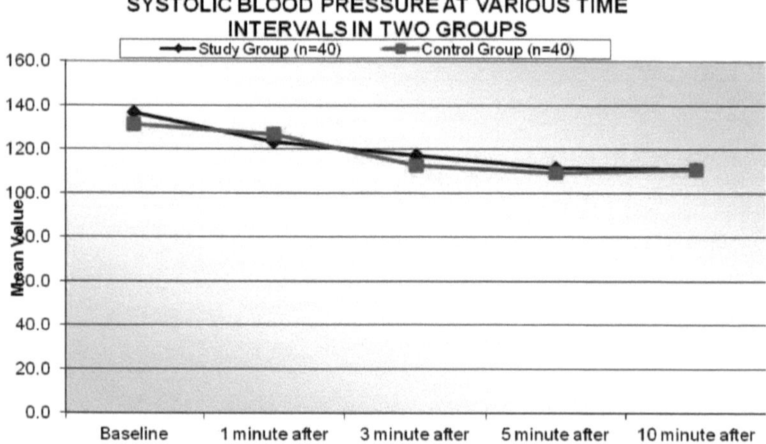

A tabela/gráfico acima mostra a comparação entre os grupos da pressão arterial sistólica nos grupos I e II em diferentes intervalos de tempo (p > 0,05). Os resultados não são estatisticamente significativos.

Quadro 7: Pressão arterial diastólica :

Pressão arterial (mmHg)	Grupo I (n=40)	Grupo II (n=40)	Valor P
Nível básico	83.4±11.2	79.7±8.9	0.110
1 minuto após a intubação	75.9±11.4	78.1±13.3	0.426
3 minutos após a intubação	64.8±6.3	67.7±8.1	0.082
Cinco minutos após a intubação	67.2±7.5	65.2±9.6	0.319
10 minutos após a intubação	64.9±9.1	67.2±6.6	0.201

PRESSÃO ARTERIAL DIASTÓLICA EM DIFERENTES MOMENTOS

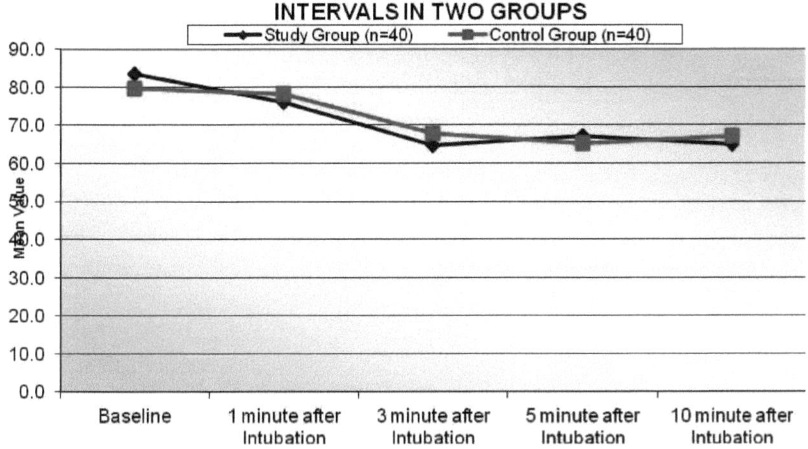

A tabela/gráfico acima mostra a comparação entre grupos da pressão arterial diastólica nos grupos I e II em diferentes intervalos de tempo (p > 0,05). Os resultados não são estatisticamente significativos.

Quadro 8: Pressão arterial média :

Pressão arterial (mmHg)	Grupo I (n=40)	Grupo II (n=40)	Valor P
Nível básico	100.6±13.6	97.8±11.0	0.307
1 minuto após a intubação	91.5±11.5	95.1±15.0	0.237
3 minutos após a intubação	81.7±6.9	82.5±8.5	0.646
Cinco minutos após a intubação	81.6±7.1	79.9±9.4	0.366
10 minutos após a intubação	79.7±7.9	81.4±6.8	0.313

UNPAI]|VERMELHO t TESTE

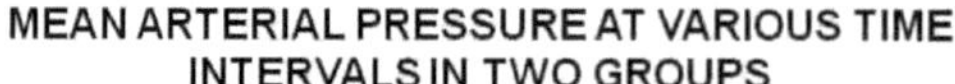

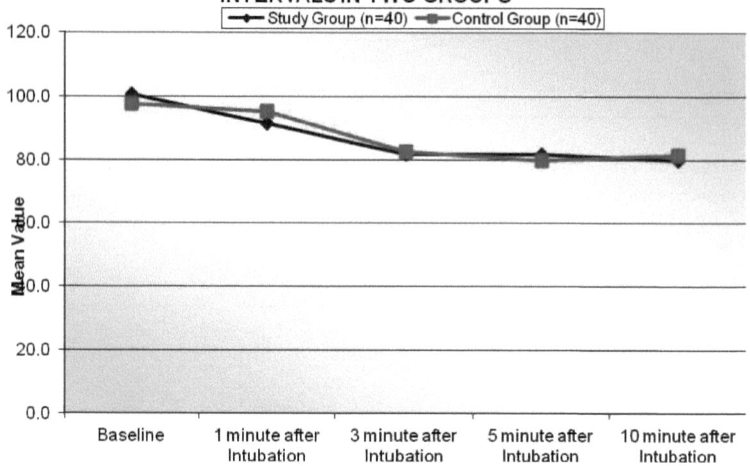

A tabela/gráfico acima mostra a comparação entre grupos da pressão arterial média nos grupos I e II em diferentes intervalos de tempo (p > 0,05). Os resultados não são estatisticamente significativos.

Quadro 9. Duração média da operação :

Duração	Grupo I (n=40)	Grupo II (n=40)	Valor P
Funcionamento (em	80.8±39.6	79.7±33.1	0.891

Tempo médio de funcionamento (min) em ambos os grupos

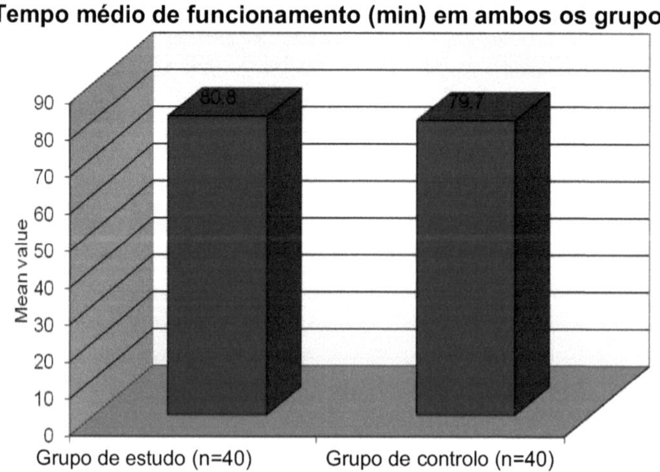

A tabela/gráfico acima mostra uma comparação por grupo da duração média da operação nos Grupos I e II (p = 0,891). Os resultados não são estatisticamente significativos.

Quadro 10: Hora do desaparecimento do comboio de quatro :

	Grupo I (n=40)	Grupo II (n=40)	Valor P
Tempo (em segundos)	96.0±23.6	157.2±43.5	0.000

Teste t contínuo

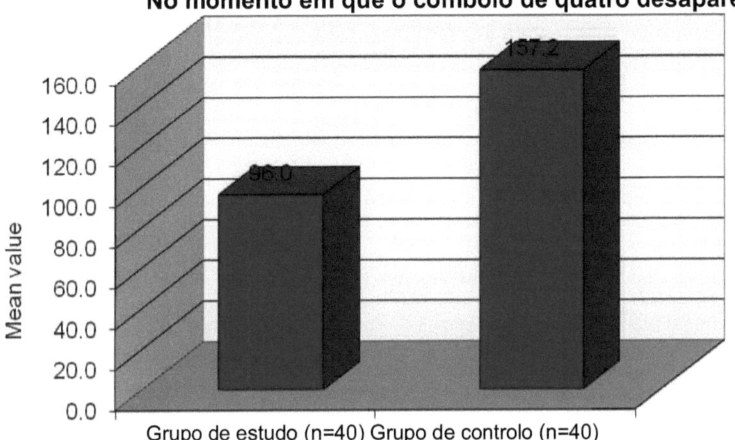

A Tabela 10 mostra a comparação entre os grupos do desaparecimento do "train-of-four" (segundos) entre os dois grupos. Na comparação entre os grupos I e II, os resultados são altamente significativos (p < 0,01).

Tabela 11: Comparação intergrupos da posição das cordas vocais :

	Grupo I (n=40)	Grupo II (n=40)	Valor P
Sequestrado	37 (92.50%)	40 (100.00%)	0.077
Relatório intercalar	3 (7.50%)	0 (0.00%)	

TESTE DO QUI-QUADRADO DE PEARSON
Os números entre parêntesis indicam a percentagem.

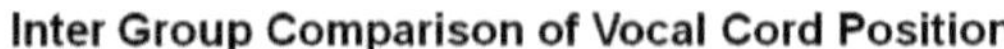

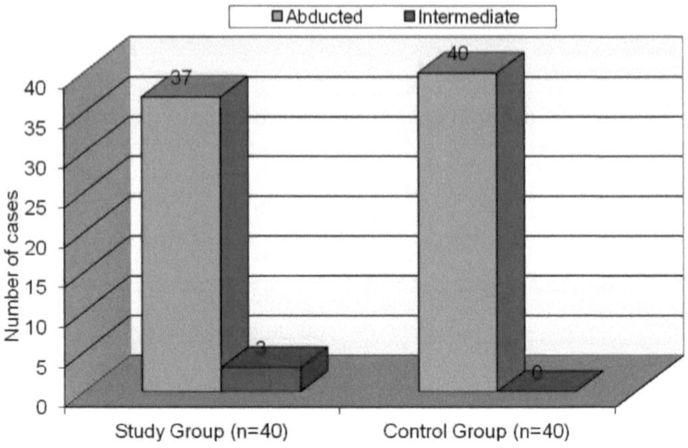

A tabela/gráfico acima mostra a comparação entre os grupos da posição das cordas vocais nos grupos I e II no momento da intubação, e as diferenças entre os dois grupos não são significativas (p = 0,077). Os resultados não são estatisticamente significativos.

Tabela 12: Comparação intergrupos da mobilidade das cordas vocais :

	Grupo I (n=40)	Grupo II (n=40)	Valor P
Deslocalização	4 (10.00%)	0 (0.00%)	0.040
Não se mexe	36 (90.00%)	40 (100.00%)	

TESTE DO QUI-QUADRADO DE PEARSON

Os números entre parêntesis indicam a percentagem.

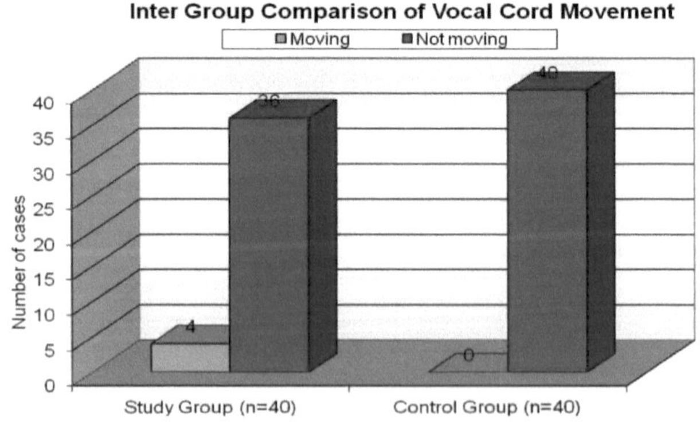

A tabela/gráfico acima mostra a comparação entre os grupos da mobilidade das pregas vocais nos grupos I e II no momento da intubação. Os resultados da comparação entre os grupos I e II são estatisticamente significativos (p = 0,040). Em 90% dos pacientes do grupo I, as condições de intubação foram excelentes, e em 100% dos pacientes do grupo II, as condições de intubação foram excelentes.

Tabela 13: Comparação intergrupos da resposta do diafragma :

	Grupo I (n=40)	Grupo II (n=40)	Valor P
Presente	17 (42.50%)	21 (52.50%)	0.370
Ausente	23 (57.50%)	19 (47.50%)	

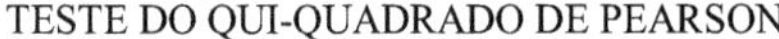
TESTE DO QUI-QUADRADO DE PEARSON

Os números entre parêntesis indicam a percentagem.

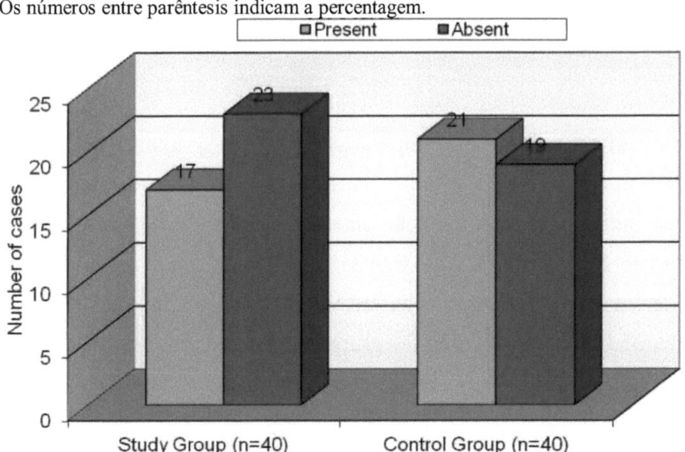

A tabela/gráfico acima mostra a comparação entre os grupos dos movimentos do diafragma nos grupos I e II durante a intubação e não houve diferença significativa entre os dois grupos (p = 0,370). Os resultados não são estatisticamente significativos.

Tabela 14: Comparação intergrupos dos movimentos dos membros com rocurónio

Injeção :

	Grupo I (n=40)	Grupo II (n=40)	Valor P
Ausente	37 (92.50%)	26 (65.00%)	0.003
Presente	3 (7.50%)	14 (35.00%)	

TESTE DO QUI-QUADRADO DE PEARSON
Os números entre parêntesis indicam a percentagem.

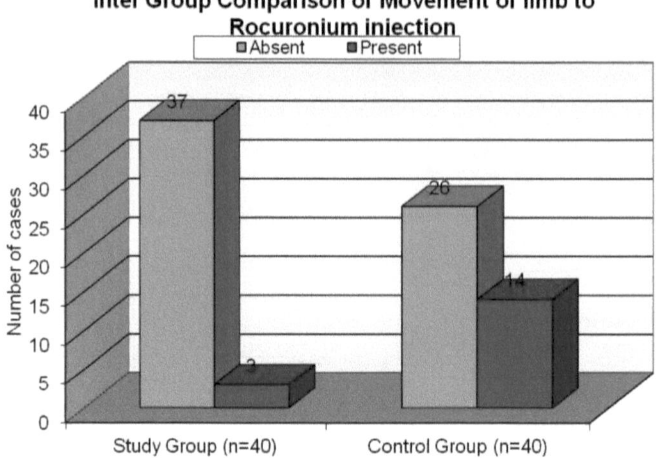

A tabela/gráfico acima mostra a comparação entre os grupos I e II dos movimentos dos membros após a administração intravenosa de rocurônio durante a fase de indução. Na comparação entre os grupos I e II, os resultados são estatisticamente significativos (p = 0,003). A resposta à dor induzida pela administração de rocurónio foi suprimida em 92,50% dos doentes do grupo I, enquanto apenas 65,00% dos doentes do grupo II não tiveram resposta à dor durante o desmame.

Quadro 15: Comparação intergrupos do número total de certificados de desempenho emitidos:

	Grupo I (n=40)	Grupo II (n=40)	Valor P
Sem aumento	16 (40.00%)	4 (10.00%)	0.007
Um máximo de seis pontos de refrescamento	1 (2.50%)	3 (7.50%)	

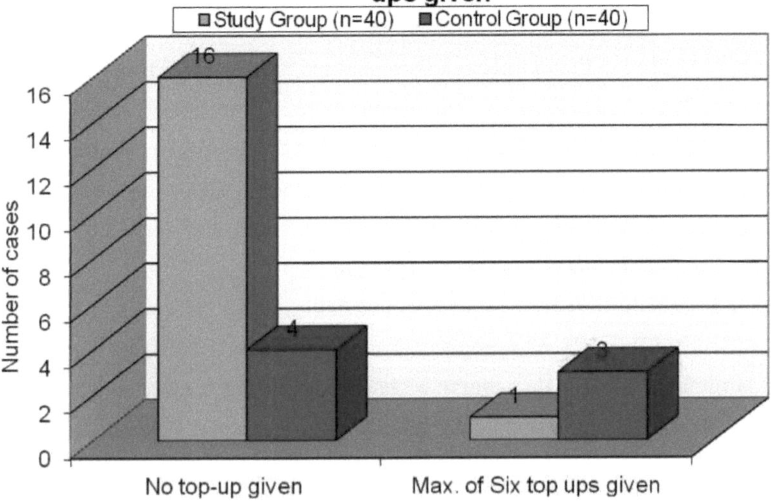

A tabela/gráfico acima mostra uma comparação por grupo do número total de doses administradas nos Grupos I e II durante a manutenção da anestesia. Na comparação entre o Grupo I e o Grupo II, os resultados são estatisticamente significativos (p = 0,007). 40,00% dos pacientes do Grupo I não necessitaram de doses, em comparação com 10,00% do Grupo II. Além disso, apenas 2,50% dos pacientes do Grupo I necessitaram de um máximo de seis suplementos no intraoperatório, em comparação com 7,50% dos pacientes do Grupo II.

Discussão

O advento dos bloqueios neuromusculares revolucionou a prática anestésica. As duas principais indicações para o uso de bloqueios neuromusculares são facilitar a intubação traqueal e relaxar os músculos durante as operações. Por conseguinte, é importante administrar apenas as doses necessárias de relaxantes musculares, que criam as condições ideais e adequadas para a entubação o mais rapidamente possível, de modo a que o doente tenha uma função neuromuscular residual suficiente no final da operação para restabelecer completamente a transmissão normal.

Após a fase de despertar, o anestesista pode avaliar a força muscular através de vários testes clínicos, como a capacidade de segurar a cabeça durante 5 segundos ou a capacidade de segurar o abaixador de língua entre os dentes. Esta é uma avaliação aproximada da função neuromuscular, que pode ser influenciada por muitos factores, como a sedação residual ou a incapacidade de seguir instruções. Em 1958, Christie e Curcill-Davidsion descreveram a utilização de um estimulador de nervos para controlar o bloqueio neuromuscular. No entanto, só com a descrição do esquema de estimulação Train-of-Four (TOF) em 1970 é que esses dispositivos foram utilizados na prática clínica de rotina **(Ali HH et al., 1970)**.

É agora claro que a monitorização neuromuscular tem muitas vantagens e pode ser utilizada em todos os doentes que recebem relaxantes musculares. Deve mesmo ser iniciada antes da intubação, para que as condições de intubação possam ser avaliadas precoce e corretamente. A monitorização neuromuscular com o estímulo train-of-four é recomendada na prática clínica desde 1970 **(Ali HH et al., 1970)** e pode ser utilizada para avaliar o início do efeito do bloqueio neuromuscular e a profundidade do bloqueio neuromuscular; é também muito útil no momento da extubação. No início do bloqueio não despolarizante, T4 desaparece quando T1 é reduzido em cerca de 75%, T3 em 80-85% e T2 em 90%. Assim, uma supressão de 90% das crises corresponde a uma pontuação TOF de 1 ou menos. O bloqueio neuromuscular pode ser removido com segurança se a pontuação TOF for igual ou superior a 3 **(Viby-Mogensen J, 2000)**.

Existem discrepâncias entre o grau de paralisia periférica e as condições de intubação, que podem resultar de diferenças na resposta dos músculos respiratórios e periféricos aos bloqueadores neuromusculares em termos de tempo e intensidade da paralisia. A monitorização do músculo corrugador do supercílio pode ser utilizada para determinar o momento mais precoce para a intubação traqueal, pois reflecte melhor o relaxamento laríngeo do que a monitorização do músculo adutor do polegar. O músculo adutor do polegar é o mais adequado para monitorizar a recuperação da transmissão neuromuscular, uma vez que é o último músculo a recuperar do bloqueio neuromuscular.

O rocurónio é uma solução isotónica com um pH de 4,0 **(Lockey D et al, 1995)**. A dor à injeção tem sido associada a soluções com um pH de 4 ou menos **(Klement W et al, 1991)**. Por conseguinte, partiu-se do princípio de que a dor aquando da injeção de rocurónio estava relacionada com o seu pH baixo **(Lockey D et a,l 1995, Cheong KF et al, 2000)**. A dor associada à administração de rocurónio é frequente e muito perturbadora para os doentes. Foram relatados movimentos de abstinência relacionados com a administração de rocurónio em 50 a 100% dos doentes **(Borgeat et al, 1997, Steegers et al, 1996, Reedy et al, 2001, Chiarella et al, 2003)**.

Nesta base, o presente estudo foi concebido para avaliar as propriedades bloqueadoras neuromusculares do brometo de rocurónio com adição de bicarbonato de sódio a 7,5%, em termos de impacto na dor à injeção, início de ação e duração da ação. No nosso estudo, escolhemos o músculo adutor por ser facilmente acessível e visível no braço.

O estudo incluiu 80 doentes com idades compreendidas entre os 18 e os 65 anos, com estatuto corporal ASA I ou II, submetidos a cirurgia electiva que exigia intubação traqueal. Os doentes foram distribuídos aleatoriamente por um de dois grupos I ou II. Um doente teve de ser excluído do estudo porque a resposta de quatro traços persistiu após 300 segundos de administração de rocurónio, o que poderia dever-se à estimulação muscular direta devido à colocação inadequada dos eléctrodos. Entre os pacientes incluídos no estudo, não foram observadas diferenças significativas nas caraterísticas dos pacientes em termos de idade, sexo, peso e estado ASA nos dois grupos **(Tabelas 1, 2, 3 e 4; $p > 0,05$)**.

Os factores circulatórios determinam a distribuição dos agentes bloqueadores neuromusculares desde o local de injeção até aos vários músculos, o que pode, portanto, afetar o início do bloqueio neuromuscular. Muitos factores, incluindo a profundidade da anestesia, determinam as condições para uma intubação adequada. Por conseguinte, foram utilizados os mesmos métodos de indução e manutenção da anestesia em ambos os grupos.

Os valores médios basais da frequência cardíaca foram comparáveis entre os dois grupos e não apresentaram diferenças estatisticamente significativas **(tabela 5; p > 0,05)**. Os resultados foram praticamente idênticos aos do estudo de **Lee SS et al (2009)**, exceto pelo fato de que, no grupo rocurônio, a frequência cardíaca aumentou significativamente após a administração do fármaco em relação ao valor inicial. No entanto, esse aumento na frequência cardíaca não foi observado no grupo rocurônio com bicarbonato de sódio no estudo deles.

As pressões arteriais sistólica, diastólica e média não sofreram alterações significativas em relação ao valor basal quando monitoradas em diferentes intervalos de tempo após a intubação, conforme demonstrado nas **tabelas 6, 7 e 8 (p > 0,05).** Os resultados do nosso estudo são comparáveis aos de **Lee SS et al (2009)**, que mostraram resultados quase semelhantes, com diminuição significativa da pressão arterial média nos grupos rocurônio e bicarbonato de sódio, o que pode ser devido à diferença de concentração (8,4%) de bicarbonato de sódio utilizada no estudo deles. Em nosso estudo, utilizamos bicarbonato de sódio a 7,5%.

O principal achado do nosso estudo foi que o rocurónio combinado com bicarbonato de sódio a 7,5% teve um efeito maior do que o rocurónio isolado. Verificámos que a adição de bicarbonato de sódio resultou numa menor resposta à dor provocada pelo rocurónio, num menor tempo de início e numa maior duração da ação.

A etiologia das perturbações causadas pela administração intravenosa de rocurónio é desconhecida. As veias periféricas são inervadas por nociceptores polimodais que transmitem a resposta dolorosa à administração de determinados anestésicos. O rocurónio é administrado como uma solução isotónica. A isotonicidade é obtida com cloreto de sódio e um pH de 4 através da adição de ácido acético ou de hidróxido de sódio. O pH relativamente baixo da solução de rocurónio pode ser uma razão possível, uma vez que **Klement** e Arndt **(Klement W et al, 1991)** demonstraram no seu estudo que a administração de soluções ácidas com um pH igual ou inferior a 4 causava dor à injeção, que aumentava linearmente com a diminuição do pH. No entanto, os autores verificaram que o edema perivenoso se desenvolvia imediatamente após a injeção de soluções ácidas e era acompanhado de tromboflebite no espaço de 3 semanas, o que não foi observado no nosso estudo.

Num estudo realizado por **Chiarella e** colegas **(Chiarella et al, 2003)**, verificaram que a dor associada à administração de 10 mg de brometo de rocurónio podia ser quase completamente eliminada quando combinada com bicarbonato de sódio a 8,4% numa proporção de 1:2. Compararam também o bicarbonato de sódio com fentanil 100 tig, lidocaína 2% e soro fisiológico e concluíram que nenhum desses fármacos foi tão eficaz quanto o bicarbonato de sódio, pois reduziu o efeito por um fator de 18,4. Em comparação com o estudo anterior, a incidência de síndrome de abstinência no grupo do bicarbonato do nosso estudo, que recebeu brometo de rocurônio diluído em bicarbonato de sódio a 7,5% na proporção de 1:1, também foi significativamente menor. A ocorrência de síndrome de abstinência foi de 7,5% no grupo I ou grupo do bicarbonato, contra 35% no grupo II ou grupo do sal de cozinha **(tabela 14; p = 0,003)**, indicando uma redução significativa da dor causada pela administração do rocurônio em nosso estudo.

Young Hee Shin e colegas **(Young Hee Shin et al., 2011)** demonstraram que a combinação da administração manual lenta e da diluição simples de rocurónio reduziu eficazmente a incidência da síndrome de abstinência após a administração de rocurónio em doentes pediátricos. Os autores concluíram que a infusão manual lenta de rocurónio diluído reduziu significativamente a incidência da síndrome de abstinência e, por conseguinte, recomendaram o seu método como procedimento de rotina para a administração de rocurónio, a fim de reduzir a síndrome de abstinência em doentes pediátricos, uma vez que é simples e está disponível. No entanto, no nosso estudo, analisámos doentes com idade superior a 18 anos, o grupo de controlo utilizou solução salina normal a 0,9% e a taxa de administração de rocurónio não foi limitada no tempo nem medida por qualquer dispositivo. Por conseguinte, não nos é possível comentar os efeitos do bicarbonato de sódio na dor induzida pela administração intravenosa de rocurónio numa população pediátrica, nem os efeitos da velocidade de administração na resposta à dor provocada.

A idade e o género desempenham um papel importante na ocorrência de movimentos de retirada induzidos pelo rocurónio **(Park SJ et al, 2010, Mencke T et al, 2004, Mencke T et al, 2001, Mencke T et al, 2000)**. A incidência global de dor induzida pelo rocurónio foi menor em doentes com mais de 65 anos do que em doentes mais jovens, com idades compreendidas entre os 20 e os 40 anos, no grupo do placebo **(Park SJ et al., 2010)**. Nos adultos, existem também diferenças de género na gravidade e frequência da dor desencadeada pelo rocurónio **(Mencke T et al., 2001)**. Um estudo anterior de Mencke e colegas concluiu que as mulheres relataram reacções de dor mais frequentes e mais fortes do que os homens. Além disso, estima-se que as mulheres são 20-25% mais sensíveis ao rocurónio do que os homens. Em comparação com os homens, as mulheres apresentaram um início de ação 26% mais lento e uma duração clínica 35% mais curta **(Mencke T et al, 2000)**. **Mencke et al (2004)** não só investigaram as diferenças de género na perceção da dor durante a administração intravenosa de rocurónio, como também concluíram que o pré-tratamento com analgésicos como os opiáceos deve ser considerado quando o rocurónio é utilizado como agente precursor, particularmente em doentes do sexo feminino. **Xue et al (1997)** mostraram que a curva dose-resposta para o rocurónio foi deslocada para a direita nos homens, indicando menor sensibilidade ao bloqueio neuromuscular induzido pelo rocurónio em comparação com as mulheres. No entanto, em nosso estudo, utilizamos a dose mais comum de rocurônio (2 x ED95' 0,6 mg/kg), que é maior do que as doses utilizadas nos estudos acima, mas não foram observadas diferenças de idade ou sexo **(Tabelas 1 e 2; p > 0,05).**

De acordo com a lei de Fick, a taxa de difusão depende da concentração do solvente não ligado, do coeficiente de partição e do grau de ionização. A difusão transmembranar de fármacos fracamente básicos é geralmente estimada a partir do grau de ionização ou da razão entre as formas ionizadas e não ionizadas, calculada através da equação de Henderson-Hesselbalch. Já foi demonstrado que o rácio entre fármacos básicos fracos ionizados e não ionizados é multiplicado por 10 000 quando o pH é aumentado de 5 para 8 **(Randhawa et al., 1995)**. O rocurónio é um fármaco fracamente básico utilizado para o bloqueio neuromuscular. O mecanismo para o aumento do efeito do rocurónio não é claro, mas acreditamos que a alteração do pH de 4,01 para um pH alcalino de cerca de 7,78, através da adição de bicarbonato de sódio a 7,5%, aumenta a quantidade de rocurónio sindicalizado na solução. Como a forma sindicalizada é mais solúvel em lípidos, a um pH alcalino, uma maior proporção da substância ativa fracamente básica está presente na forma solúvel em lípidos, aumentando a eficácia do rocurónio em combinação com bicarbonato de sódio.

Num estudo anterior de Lee e colegas **(Lee HJ et al., 2010)**, foi demonstrado que a adição de 8,4% de bicarbonato de sódio resultou num desvio para a esquerda da curva dose-resposta do rocurónio, melhorou a potência e um início de ação mais rápido, bem como um período de recuperação mais longo. No nosso estudo, também verificámos que a adição de bicarbonato de sódio a 7,5% melhorou a potência, encurtou o tempo de início de ação e prolongou a duração da ação. A intubação do paciente exigiu a ausência das quatro respostas espasmódicas da sequência de quatro treinos (TOF). A duração média do tempo de extinção do TOF (segundos) foi significativamente menor no grupo I do que no grupo II **(tabela 10; p < 0,001),** indicando um efeito positivo da adição de bicarbonato de sódio no aumento da eficácia e na redução do tempo de início de ação do brometo de rocurônio. Portanto, os resultados do nosso estudo foram comparáveis aos do estudo realizado por **Lee HJ et al (2010)**.

No entanto, um dos problemas encontrados foi a constatação de movimentação significativa das cordas vocais em 10% dos pacientes durante a intubação no grupo I, enquanto que no grupo II nenhum paciente foi afetado **(tabela 12; p = 0,040).** Isso pode ser explicado pelo fato conhecido de que o bloqueio neuromuscular do diafragma é menos importante do que o do músculo adutor-policular. Verificou-se que o músculo corrugador do supercílio reflecte melhor o momento do bloqueio neuromuscular da laringe e possivelmente do diafragma. É mais capaz de monitorizar o início do bloqueio durante a intubação, e a recuperação da função neuromuscular na maioria dos músculos é melhor reflectida pelo músculo adutor **(Hemmerling Thomas M et al, 2003)**. A resposta do diafragma à intubação não foi significativa em nenhum dos grupos **(tabela 13; p = 0,370).**

Além disso, a duração média das operações foi comparável entre os dois grupos **(Tabela 9; p = 0,891).** Com base nisso, o número mínimo e máximo de doses de rocurônio necessárias durante a fase de manutenção foi calculado e avaliado estatisticamente. Verificou-se que dezasseis dos quarenta doentes do grupo de estudo (grupo I) não necessitaram de uma dose intra-operatória adicional após a dose de indução, em comparação com quatro dos quarenta doentes do grupo de controlo (grupo II). Da mesma forma, em ambos os grupos, foi necessário um máximo de seis doses durante todo o estudo, e apenas um paciente do grupo I, comparado a três pacientes do grupo II, necessitou de doses tão altas de rocurônio durante a fase de manutenção. Isto confirma que a adição de bicarbonato de sódio ao brometo de rocurónio não só acelera o início do efeito, como também prolonga significativamente a duração do efeito **(tabela 15; p = 0,007).** Também neste caso, os nossos resultados são comparáveis aos do estudo de **Lee HJ et al (2010)**.

No entanto, **Han** e colegas **(Han et al., 2007)** demonstraram que o tempo de início do efeito, a duração do efeito e os valores ED50 do rocurónio, determinados por aceleromiografia, não se alteraram quando o pH do rocurónio se aproximou do pH fisiológico após a adição de bicarbonato de sódio a 8,4%. O rocurónio neutralizado apenas previne a dor aquando da injeção. A potência do fármaco desempenha um papel importante no momento em que o bloqueador neuromuscular começa a atuar **(Donati F et al 1991)**. Espera-se que uma substância ativa mais potente tenha um início de ação mais rápido do que a mesma dose de uma substância ativa menos potente. Isto explica o rápido início de ação observado no nosso estudo.

Este estudo teve várias limitações. Em primeiro lugar, o pH do rocurónio diluído não foi medido. No entanto, já foi relatado que o pH
Em estudos anteriores **(Borgeat A et al., 1997)**, a solução salina ajustada para 4 não causou dor à injeção. Além disso, **Tuncali et al (2004)** relataram que a diluição de rocurônio a 0,9% com solução salina normal não alterou o pH ou a osmolalidade. Portanto, presumimos que o pH da nossa solução diluída teve pouco efeito sobre os resultados deste estudo. Em segundo lugar, não aplicámos a nossa técnica a doentes pediátricos (<18 anos). Dada a baixa incidência (12-28%) de movimentos de retirada associados à administração de rocurónio em adultos **(Memis D et al., 2002, Mencke T et al., 2004)** em comparação com crianças, os resultados podem diferir dos nossos achados em adultos. Em terceiro lugar, a taxa de administração de rocurónio pode ser variável, uma vez que não utilizámos um instrumento para a avaliar.

Resumo e conclusões

Um estudo para "avaliar o efeito do brometo de rocurónio nas suas propriedades de bloqueio neuromuscular quando adicionado a bicarbonato de sódio a 7,5%" foi realizado no Departamento de Anestesiologia e Cuidados Intensivos, Acharya Shri Chander College of Medical Sciences and Hospital, Sidhra, Jammu. O estudo envolveu 80 doentes de ambos os sexos, com idades compreendidas entre os 18 e os 65 anos, classificados como estado físico I ou II pela Sociedade Americana de Anestesiologistas e encaminhados para cirurgia electiva de qualquer tipo sob anestesia geral após obtenção de consentimento escrito.

Os doentes foram preparados para a cirurgia através de jejum noturno e receberam comprimidos de 0,25 mg de alprazolam na noite anterior à cirurgia. Os doentes foram divididos em dois grupos (n=40) com base em números aleatórios gerados por computador. O Grupo I foi constituído por doentes que receberam uma solução de estudo de 50 mg de rocurónio misturado com 5 ml de bicarbonato de sódio a 7,5% e o Grupo II foi constituído por doentes que receberam uma solução de estudo de 50 mg de rocurónio misturado com 5 ml de solução salina isotónica a 0,9%.

A anestesia foi iniciada com fentanil (0,5 ig/kg), propofol (2,5 mg/kg) e rocurónio (0,6 mg/kg). Toda a técnica foi assistida por monitorização neuromuscular do músculo adutor. A intubação foi efectuada com um tubo endotraqueal equipado com um cuff de tamanho adequado após a resposta aos quatro puxões ter diminuído. A anestesia foi mantida até ao fim do procedimento com óxido nitroso a 66% em oxigénio e um inalador, e depois suplementada novamente se a reação T2 aparecesse.

Foram registados os parâmetros de base: frequência cardíaca, pressão arterial (sistólica, diastólica e média) e saturação de oxigénio no sangue, e foi realizado um eletrocardiograma. Os parâmetros foram repetidos 1, 3, 5 e 10 minutos após a intubação.

Os resultados foram submetidos a uma análise estatística. Os dois grupos eram comparáveis em termos de idade, sexo, peso e estado ASA. Da mesma forma, não se registaram alterações significativas na frequência cardíaca, pressão sistólica, pressão diastólica e pressão arterial média em nenhum dos grupos quando monitorizados em intervalos diferentes após a intubação, em comparação com a linha de base.

O presente estudo mostrou que a incidência de movimentos de retirada foi significativamente menor após a administração de Rocurónio em combinação com bicarbonato de sódio a 7,5% em comparação com o Rocurónio isolado. Além disso, o início de ação do Rocurónio foi significativamente mais curto no grupo do bicarbonato do que no grupo do sal de mesa. Além disso, verificou-se que a mistura de brometo de rocurónio com bicarbonato de sódio a 7,5% aumentou a potência e a duração da ação do rocurónio.

Concluímos com o nosso estudo que a adição de bicarbonato de sódio a 7,5% ao rocurónio não só aliviou a dor durante a injeção, como também aumentou a eficácia do rocurónio e prolongou a sua duração de ação em comparação com o rocurónio isolado.

O rocurónio não deve ser administrado a doentes acordados (por exemplo, durante o priming). Acreditamos que a semelhança dos movimentos dos braços em pacientes acordados e após a indução da anestesia indica que os movimentos observados em pacientes anestesiados são uma consequência direta da dor associada à administração de rocurónio. Para evitar este efeito secundário, é importante administrar o rocurónio apenas quando se atinge um estado de inconsciência profunda.

Bibliografia

1. Akkaya Taylan, Toygar Pinar, Bedirli Nurdan, et al. **Efeito do pré-tratamento com lidocaína ou cetamina na dor relacionada com a injeção e nos movimentos de retirada do rocurónio.** Jornal Turco de Ciências Médicas 2008; 38(6): 577-82.
2. Ali HH, Utting JE, Gray TC. **Frequência de estimulação na deteção de bloqueio neuromuscular em humanos.** British Journal of Anaesthesia 1970; 42: 967-78.
3. Ali HH, Wilson RS. **The effect of d-tubocurarine; indirectly evoked four muscle response and respiratory measurements in humans.** British Journal of Anaesthesia 1975; 47: 570-74.
4. Ayoglu H, Altunkaya H, Ozer Y et al. **A dexmedetomidina reduz a dor durante a administração de propofol e rocurónio?** European Journal of Anaesthesiology 2007; 24(6): 541-45.
5. Beaufort AM, Vierda JM, Belopavlovich M, et al. **Efeito da hipotermia (arrefecimento superficial) na duração da ação e na farmacocinética do rocurónio no homem.** European Journal of Anaesthesiology 1995; 11: 95-106.
6. Blunk JA, Seifert F, Schmelz M et al. **A dor durante a injeção de rocurónio e vecurónio é causada pela ativação direta de terminações nervosas nociceptivas.** European Journal of Anaesthesiology 2003; 20(3): 245-53.
7. Borgeat A, Kwiatkowski D. **Movimentos espontâneos associados ao rocurónio: a causa é a dor da injeção?** British Journal of Anaesthesia 1997; 79: 382-83.
8. Bowman VK. **Bloqueio neuromuscular.** British Journal of Pharmacology 2006; 147: 277-86.
9. Cantineau Jean Paul, Porte Frederic, d'Honneur Gilles et al. **Efeitos neuromusculares do rocurónio no diafragma e no músculo adutor do polegar em pacientes anestesiados.** Anaesthesiology 1993; 81(3): 585-90.
10. Cheng Kuang-I, Chu Koung-Shing, Chen Wen-Chia et al. **Em crianças anestesiadas, o rácio tração-quatro cai para zero, o que constitui uma**

medida satisfatória de intubação.
Kaohsiung Journal of Medical Sciences 2002; 18(1): 23-29.

11. Cheong KF, Wong WH. **Dor durante a administração de rocurónio: efeito de duas doses de lidocaína pré-tratamento.** British Journal of Anaesthesia 2000; 84: 106-07.
12. Chiarella AB, Jolly DT, Huston CM et al. **A comparison of four strategies for reducing pain associated with intravenous rocuronium administration.** British Journal of Anaesthesia 2003; 90: 377-79.
13. Choi Byung-in, Choi Seung-ho, Shin Yang-sik, etc. **O remifentanil previne os movimentos de abstinência induzidos pela administração intravenosa de rocurónio.** Yonsei Medical Journal 2008; 49(2): 211-16.
14. Cooper RA, Maddineni VR, Mirakhur RK et al. **Time course of neuromuscular effects and pharmacokinetics of rocuronium bromide (ORG 9426) during isoflurane anaesthesia in patients with and without impaired renal function.** British Journal of Anaesthesia 1993; 71: 222-26.
15. Dalgleish D.J. **Fármacos analgésicos intravenosos.** Anaesthesia 2000; 55(8): 828-29.
16. Donati François, Anzaca S, Bevan DR. **A potência do pancurónio sobre o diafragma e o músculo adutor no homem.** Anaesthesiology 1986; 65: 1-5.
17. Donati F, Meistelman C. **A kinetic-dynamic model to explain the relationship between high efficacy and slow onset of action of drugs blocking the neuromuscular system.** Revue de pharmacocinétique et de biopharmacie 1991; 19: 537-52.
18. Ebo Didier G., Venemalm Lennart, Bridts Chris H., et al. **Immunoglobulin E-type anti-rocuronium antibodies: a new diagnostic tool.** Anaesthesiology 2007; 107(2): 253-59.
19. Ertugrul F. **Comparação da eficácia de diferentes agentes de pré-tratamento no tratamento da dor durante a administração de rocurónio.** International Medical Research Journal 2006; 34(6): 665-70.
20. Ezri T, Szmuk P, Warters RD et al. **Variação do início de ação do rocurónio em doentes previamente tratados com efedrina e esmolol - o papel do débito cardíaco.** Ata Anaesthesiologica Scandinavica 2003; 47(9): 1067-72.

21. Fagley Richard E, Woodbury Anna, Visuara Alejo et al. **Vasoespasmo coronário induzido por rocurónio - "síndrome de Kounis"**. International Journal of Cardiology 2009; 137(2): 29-32.

22. Han DW, Koo BN, Choi SH, et al. **O rocurónio neutralizado (pH 7,4) antes da injeção previne a dor relacionada com a injeção em doentes acordados: um estudo prospetivo aleatório.** Journal of Clinical Anaesthesia 2007; 19(6): 418-23.

23. Hemmerling Thomas M., Donati François. **Bloqueio neuromuscular da laringe, do diafragma e dos músculos corrugadores do supercílio: uma visão geral.** Can J Anaesth 2003; 50(8): 779-94.

24. Hunter J M. **Rocuronium: o mais recente fármaco aminesteróide para bloqueio neuromuscular.** British Journal of Anaesthesia 1996; 76: 481-83.

25. Itthichaichaikulthol Wichai, Sriswasdi Surirat, Nual-on Supawadi, et al. **Effect of ephedrine on rocuronium insertion time in Thai patients**. Journal of the Medical Association of Thailand 2004; 87(3): 264-69.

26. Jeong Yunhoon, Baek Sung-wook, Park Sung-sik, et al. **Effect of paracetamol pretreatment on withdrawal movements associated with rocuronium administration: a prospective, randomised, double-blind, placebo-controlled study.**KoreanJournal of Anaesthesiology 2010; 59(1): 13-16.

27. Jonsson Malin, Gurley David, Dabrowski Michael et al. **Distinct Pharmacological Properties of Neuromuscular Blocking Agents on Human Neuronal Nicotinic Acetylcholine Receptors: Uma possível explicação para a atenuação do "trem de quatro".** Anesthesiology 2006; 105(3): 521-33.

28. Jin-Hee Kim, Jang-Hyun Kim, Sung-Hee Han, et al. **Alfentanil é comparável ao remifentanil na prevenção de movimentos de abstinência após a administração de rocurónio**: 9-12.

29. Kim KS, Kim YS, Jeon WJ et al. **Prevenção da síndrome de abstinência do rocurónio em adultos e crianças.** Journal of Clinical Anaesthesia 2006; 18: 334-38.

30. Kim SK, Kwon Min A, Park Jung S. **A quantidade de bicarbonato de sódio a 8,4% necessária para neutralizar a acidez do rocurónio para prevenir a dor relacionada com a injeção.** Journal of Clinical

Anaesthesia 2008: 20(8): 62930.

31. Kim Yoon Hee, Goh Young Kwon, Lee Jung Un, et al. **Pré-tratamento com o inibidor da calicreína mesilato de nafamostato para reduzir a reação de abstinência associada ao rocurónio.** Journal of Anesthesia 2010; 24(4): 549-52.

32. Klement W, Arndt JO. **A dor durante a administração intravenosa de alguns anestésicos é causada pela osmolalidade ou pH não fisiológicos das suas preparações.** British Journal of Anaesthesia 1991; 66: 189-95.

33. Kussman Barry, Shorten George, Uppington Jeffrey et al. **Administration of magnesium sulphate prior to rocuronium: effect on rate of onset and duration of neuromuscular block.** British Journal of Anaesthesia 1997; 79(1): 122-24.

34. Kwak Hyun Jung, Chae Yoon Jung, Lee Suk Yang, et al. **Combinação de óxido nitroso e lidocaína para a prevenção da síndrome de abstinência do rocurónio em crianças.** Korean Journal of Anesthesiology 2010; 58(5): 446-49.

35. Kyo S Kim, Dong J Bae. **Propriedades de potência e recuperação do rocurónio misturado com bicarbonato de sódio.** Anesthesiology 2007; 107: 392.

36. Lee HJ, Kim KS, Yeon JT et al. **Caraterísticas de potência e recuperação do rocurónio misturado com bicarbonato de sódio.** Anaesthesia 2010; 65(9): 899-03.

37. Lee SS, Yoon H. **Comparação dos efeitos da lidocaína ou do bicarbonato de sódio misturados com rocurónio no movimento de condução, na pressão arterial média e na frequência cardíaca durante a administração de rocurónio.** Journal of the Korean Academy of Nursing 2009; 39(2): 270-78.

38. Lee Yong Cheol, Jang Young Ho, Kim Jin Mo, etc. **O rocurónio reduz os movimentos de retirada durante a administração.** Revue d'anesthésie clinique 2009; 21(6): 427-30.

39. Liou Jiin-Tarng, Hsu Jee-Ching, Liu Fu-Chao et al. **O pré-tratamento com cetamina em dose baixa reduz os movimentos de abstinência associados à administração de rocurónio em doentes pediátricos.** Anesthésie Analgésie 2003; 97(5): 1294-97.

40. Lockie D, Coleman P. **Dor durante a administração de brometo de**

rocurónio. Anaesthesia 1995; 50: 474.

41. Lowry DW, Carroll MT, Mirakhur RK et al. **Comparação de sevoflurano e propofol com rocurónio para indução de anestesia por sequência rápida modificada.** Anaesthesia 1999; 54: 247-52.

42. Mahajan Charu, Rath Girija Prasad, Bithal Parmod Kumar, et al. **O aquecimento local no local da injeção ajuda a aliviar a dor após a injeção de rocurónio.** Journal of Anaesthesia 2010; 24(6): 845-48.

43. Magorian T, Wood P, Caldwell J et al. **Farmacocinética e efeitos neuromusculares do brometo de rocurónio em doentes com doença hepática.** Anesthesia Analgesia 1995; 80: 754-59.

44. Meistelman C, Plaud B, Donati F. **Bloqueio neuromuscular por rocurónio (ORG 9426) dos adutores laríngeos e do adutor do polegar no homem.** Can J Anaesth 1992; 39: 665-69.

45. Memis Dilek, Turan Alparslan, Karamanlioglu Beyhan, et al. **Prevenção da dor durante a administração de rocurónio com ondansetron, lidocaína, tramadol e fentanil.** Anesthesia Analgesia 2002; 94(6): 1517-20.

46. Menke T, Beerhalter U, Fuchs-Buder T. **Movimentos espontâneos, reacções locais e dor durante a administração de rocurónio. Uma comparação entre pacientes do sexo feminino e masculino.** Ata Anaesthesiologica Scandinavica 2001; 45: 1002-05.

47. Mencke T, Schreiber JU, Knoll H et al. **As mulheres relatam mais dor quando uma dose de rocurónio é administrada antes da curarização: um estudo aleatório, prospetivo e controlado por placebo.** Ata Anaesthesiologica Scandinavica 2004; 48: 1245-48.

48. Mencke T, Soltesz S, Grundmann U et al. **Evolução temporal do bloqueio neuromuscular após rocurónio.** Anaesthesist 2000; 49: 609-12.

49. Pansard Jean-Louis, Chorin Marcel, Lebro Claude. **Effect of an intubating dose of succinylcholine and atracurium on the diaphragm and adductor muscle in man.** Anaesthesiology 1987; 67: 326-30.

50. Park Jong-Taek, Choi Jae-Chan, Yoo Young-Soo et al. **Efeito do pré-tratamento com tiopental no alívio da dor induzida pela administração de rocurónio.** Yonsei Medical Journal 2005; 46(6): 765-68.

51. Park SJ, Park HJ, Choi JY et al. **Influência da idade e do género no remifentanil EC(50) para a prevenção de movimentos de abstinência induzidos pelo rocurónio.** Korean Journal of Anaesthesiology 2010; 58: 244-48.
52. Prasanna M, Priya V, Divatia JV, et al. **Comparação de diferentes estratégias de redução da dor durante a administração intravenosa de rocurónio.** Journal of clinical pharmacology Anaesthesiology 2005; 21(1); 59-61.
53. Raghavendra Tandla. **Neuromuscular blocking drugs: discovery and development.** JR Soc Med 2002; 95: 363-67.
54. Randhawa MA, Iqbal A, Nasimullah M et al. **The Henderson-Hasselbalch equation is inadequate for measuring transmembrane drug diffusion and buccal drug absorption is a useful alternative.** General Pharmacology 1995; 26: 875-79.
55. Reedy MS, Chen FG, Ng HP. **Effect of ondansetron pretreatment on pain after rocuronium and propofol: a randomized, controlled, double-blind comparison with lidocaine.** Anesthesia 2001; 56: 902-05.
56. Reynolds LM, Lau M, Brown R et al. **Rocurónio intramuscular em bebés e crianças: Seleção da dose e condições de intubação traqueal.** Anaesthesiology 1996; 85: 231-39.
57. Rose M, Fisher M. **Rocurónio: alto risco de anafilaxia?** British Journal of Anaesthesia 2001; 86(5): 678-82.
58. Santiveri X, Mansilla R, Pardina B et al. **A efedrina reduz o início de ação do rocurónio, mas não do atracúrio.** Revista Espanola de Anestesiologia y Reanimacion 2003; 50(4): 176-81.
59. Saitoh Yuji, Sashiyama Hiroshi, Oshima Tsutomu, et al. **Avaliação do bloqueio neuromuscular dos músculos circular, corrugador e adutor**. Journal of Anesthesia 2012; 26(1): 2833.
60. Steegers MA, Robertson EN. **Dor durante a administração de brometo de rocurónio.** Anesthesia Analgesia 1996; 83: 203.
61. Stiffel P, Hameroff SR, Blitt CD et al. **Variabilidade na avaliação do bloqueio neuromuscular.** Anaesthesiology 1980; 52: 436-37.
62. Szmuk Peter, Ezri Tiberiu, Chelly Jacques E et al. **O início de ação do rocurónio é retardado pelo esmolol e acelerado pela efedrina.**

Anesthésie Analgésie 2000; 90(5): 1217-19.

63. Tuncali Bahattin, Karci Ayse, Tuncali Binnur Erdalkiran et al. **A diluição de rocurónio 0,5 mg/ml com NaCl a 0,9% elimina a dor durante a injeção intravenosa em doentes conscientes.** Anesthésie Analgésie 2004; 99(3): 740-43.

64. Turan A, Memis D, Karamanlioglu B et al. **Prevenção da dor durante a administração de rocurónio com sulfato de magnésio, lidocaína, bicarbonato de sódio e alfentanil.** Anaesthesia and intensive care 2003; 31: 277-81.

65. Wiebe-Mogensen J. **Postoperative residual curarisation and evidence-based anaesthesia.** British Journal of Anaesthesia 2000; 84: 301-03.

66. Wang Yong-guang, Song Xiao-jun, Feng Shan-wu et al. **O início e a duração da ação do rocurónio são mais curtos em doentes com hipertiroidismo do que em doentes com eutiroidismo.** Journal of Pharmacy and Pharmaceutical Sciences 2007; 10(1): 53-60.

67. Wei Chuang, Duan Li-Ping, Peng Qing, et al. **Efeito do sufentanil na prevenção de reacções de abstinência durante a administração de rocurónio em doentes pediátricos submetidos a procedimentos electivos.** Sichuan Yixue 2009; 30(12): 1885-86.

68. Wierda JMKH, Hommes FDM, Nap HJA et al. **Duração da ação e condições de intubação após a utilização de vecurónio, rocurónio e mivacúrio.** Anaesthesia 1995; 50(5): 393-96.

69. Wierda JM, Proost JH. **Relações estrutura-farmacodinâmica-farmacocinética dos bloqueadores neuromusculares esteróides.** European Journal of Anaesthesiology 1995; 11: 45-54.

70. Won Young-Joo, Shin Yang-Sik, Lee Ki-Young, et al. **Efeito da fenilefrina no início da ação do rocurónio.** Jornal Coreano de Anestesiologia 2010; 59(4): 244-48.

71. Wright PMC, Caldwell JE, Miller RD. **Início e duração do efeito do rocurónio e da succinilcolina nos músculos motores da laringe e da laringofaringe em anestesistas.** Anesthesiology 1994; 81: 1110-15.

72. Xue FS, Tong SY, Liao X et al. **Dose-resposta e curso temporal dos efeitos do rocurónio em homens e mulheres sob anestesia.** Anesthésie Analgésie 1997; 85: 667-71.

73. Javaskaoglub Belgin, Kaya Fatma Noor, Ozkan Berin. **O pré-tratamento**

com esmolol reduz a frequência e a gravidade da dor durante a administração de rocurónio. Journal of Clinical Anaesthesia 2007; 19(6): 413-17.

74. Yoon Jin Sung, Jeong Hee Jung, Cho Sam Sung, et al. **Efeito do pré-tratamento com gabapentina no movimento de retirada associado à administração intravenosa de rocurónio.** Jornal Coreano de Anestesiologia 2011; 61(5): 367-71.

75. Young HS, Chung SK, Jong-Hwan Lee et al. **A diluição e a administração lenta reduzem a incidência de movimentos de retirada induzidos pelo rocurónio em crianças.** Jornal Coreano de Anestesiologia 2011; 61(6): 465-69.

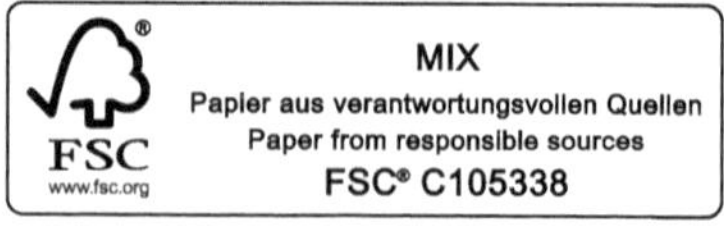

Printed by Books on Demand GmbH, Norderstedt / Germany